rororo

rororo sport

Herausgegeben von Bernd Gottwald

Thorsten Dargatz / Andrea Koch

Starke Muskeln – gesunder Körper

Das Kompaktprogramm für jedermann

Rowohlt Taschenbuch Verlag

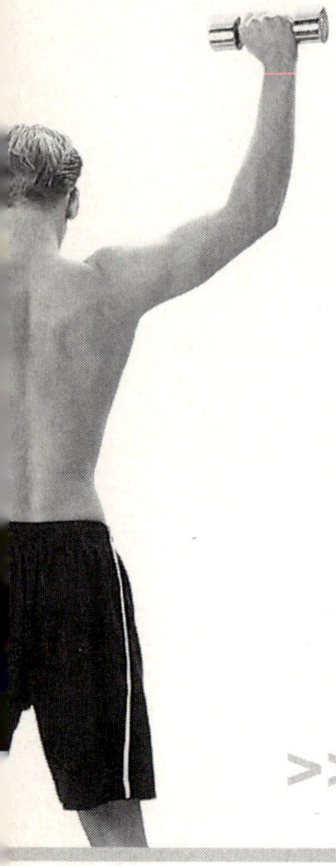

Originalausgabe
Veröffentlicht im Rowohlt Taschenbuch
Verlag GmbH, Reinbek bei Hamburg,
April 2000

Umschlaggestaltung Büro Hamburg,
Susanne Reizlein
(Foto Verlagsgruppe Bruckmann)
Fotos (Innenteil) Bruckmann
Layout Christine Lohmann
Satz Minion (PostScript) QuarkXPress 3.32
Gesamtherstellung Clausen & Bosse, Leck
Printed in Germany
ISBN 3 499 19495 3

Die Schreibweise entspricht den Regeln
der neuen Rechtschreibung.

Inhalt

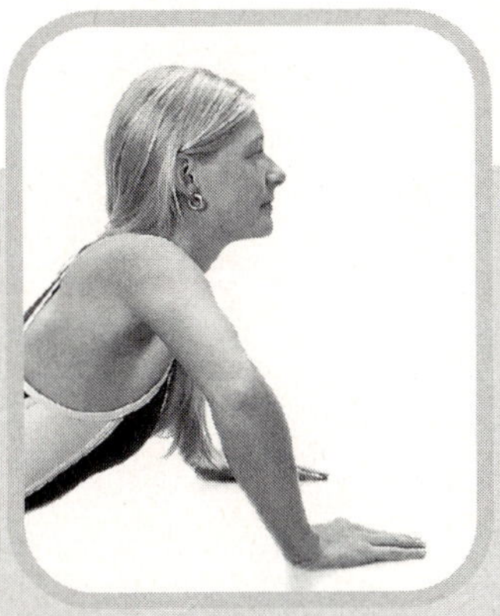

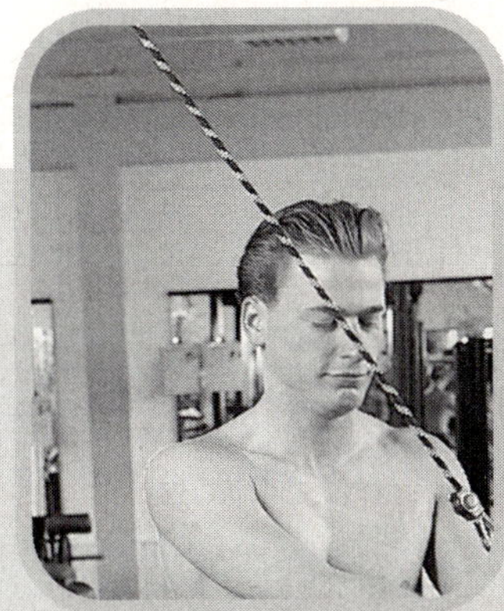

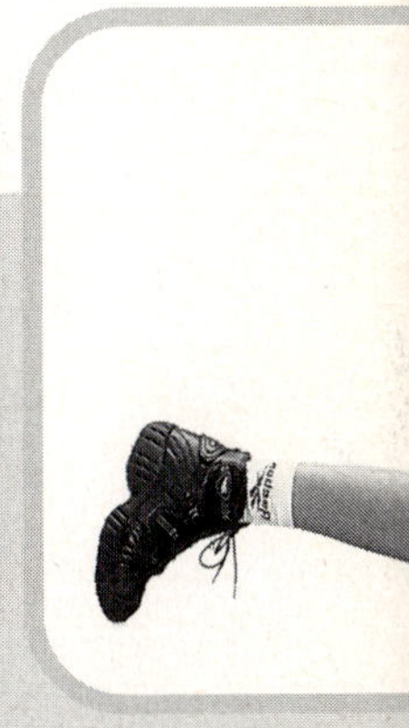

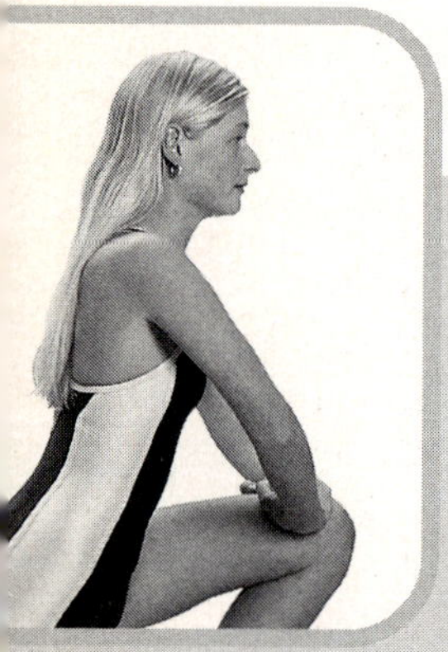

1. Kapitel

Einführung

Gemütlich sitzen Sie in Ihrem Sessel, die Fernbedienung in der rechten, das Glas Wein oder Bier in der linken Hand, und zappen durch die Programme. Den halben Kilometer zum nächsten Zigarettenautomaten legen Sie selbstverständlich im Auto zurück. Ihr Büro liegt im zweiten Stock? Kein Problem. Wofür gibt es denn Fahrstühle? Die moderne Technik bestimmt unser Leben. Und das mit schlimmen Folgen. Der Bewegungsmangel ist schuld. Wir leiden unter Herz-Kreislauf-Erkrankungen und Gelenkbeschwerden. Nicht umsonst zählen Rückenschmerzen und Osteoporoseerkrankungen zu den häufigsten Krankheitsbildern. Mehr als 80 Prozent der Bundesbürger klagen darüber und haben eigentlich nur einen Wunsch. Sie möchten sich in ihrem Körper wieder wohl fühlen. Was also tun?

Unser Tipp: ein sinnvoll aufgebautes und dosiertes Krafttraining. Das ist die beste Medizin für den Halte- und Bewegungsapparat. Bedenken Sie bitte: Ab dem 30. Lebensjahr nimmt die Muskelmasse jährlich um ein Kilo ab, wenn Sie nichts dagegen unternehmen. Ein Körper, der nicht regelmäßig belastet wird, verkümmert. Ähnlich wie ein Bein, das mehrere Wochen in Gips lag. Muskeln und Kraft nehmen dramatisch ab, die Funktionsfähigkeit schränkt sich ein. Eigentlich kaum zu glauben, aber viele Menschen tun sich das freiwillig an. Sie legen ihren Körper sozusagen in Gips, muten ihm achtstündiges Sitzen in einem Büro zu, und abends lümmeln sie sich halb liegend, halb sitzend auf dem Sofa herum. Und irgendwann ist es dann so weit. Tätigkeiten, die früher locker von der Hand gingen, fallen einem plötzlich unendlich schwer. Die vernachlässigte und geschwächte Muskulatur kann ihre Aufgaben nicht mehr erfüllen. Rückenschmerzen, Gelenkbeschwerden und schlimme Verspannungen sind die Folge.

Krafttraining kann dem wirkungsvoll entgegenwirken. Die Muskeln freuen sich über die Belastung. Sie fangen an zu wachsen und können ihrer eigentlichen Aufgabe wieder nachgehen. Positiver Nebeneffekt des

Muskelwachstums: Der Körper sieht gesünder aus, das Fett schmilzt, das Selbstvertrauen wächst, und auch das lockere Gewebe strafft sich wieder.

Sie brauchen noch mehr Argumente? Gut. Dann schauen Sie sich die nachstehende Tabelle an:

Vorteile eines regelmäßigen und sinnvoll aufgebauten Krafttrainings

Vorbeugung:

Sie verbessern und erhalten die Leistungsfähigkeit Ihres Stütz- und Bewegungsapparates.

Sie verringern Ihr Verletzungs- und Verschleißrisiko, nicht nur beim Sport, sondern auch im Alltag und bei der Arbeit.

Sehnen, Bänder, Knorpel und Knochen stabilisieren sich, werden fester und können mehr aushalten.

Sie beugen wirkungsvoll Rückenschmerzen, Haltungsschwächen, Osteoporose, rheumatischen Erkrankungen und Muskelschwächen vor.

Sie verhindern bis ins hohe Alter, dass sich die Muskelmasse verringert.

Rehabilitative Ziele:

Sie beschleunigen die Regeneration und Rehabilitation nach Verletzungen oder operativen Eingriffen am Bewegungsapparat deutlich.

Sie können Rückenschmerzen und Schmerzen am Bewegungsapparat verringern oder sogar ganz beseitigen.

Leistungssteigerung:

Auch als Hobbysportler können Sie sich ein gutes Kraftpotential aufbauen und so auch in anderen Sportarten auftrumpfen.

Sie verbessern die Regenerationsleistung, sind auch nach großen Anstrengungen schnell wieder fit.

Aussehen:

Sie bauen Muskelmasse auf, straffen das Gewebe und verringern den Körperfettanteil. Wer unter Untergewicht leidet, kann sein Körpergewicht durch die Muskelmassenzunahme steigern.

Psyche:

Der Kraftzuwachs steigert Ihr Selbstbewusstsein und das Selbstwertgefühl. Sie entwickeln ein größeres Körperbewusstsein und verbessern Ihre Körperwahrnehmung. Mit anderen Worten: Sie sind einfach besser drauf.

Was Sie sonst noch wissen müssen

Alter:

Ein gesundheits- und fitnessorientiertes Krafttraining ist in jedem Alter möglich und vor allem sinnvoll.

Muskelkater:

Besonders wenn Sie Anfänger sind oder neue Übungen in Ihr Programm aufnehmen, kann es leicht zu Muskelkater kommen. Diese kleinsten Verletzungen der Muskelfasern heilen zwar nach wenigen Tagen wieder aus, müssen aber nicht sein, wenn Sie Ihr Training dosiert und richtig aufbauen.

Leistungssteigerungen:

Egal, in welchem Alter Sie anfangen oder wie viel Kraft Sie derzeit besitzen, Kraftverbesserungen sind immer möglich.

Jungbrunnen:

Durch regelmäßiges Krafttraining können Sie die Kraft bis zum 60. Lebensjahr konstant halten. Und auch dann vollzieht sich der Abfall der Leistungsfähigkeit in langsameren Schritten.

Fettabbau:

Mit Hilfe des Krafttrainings können Sie an Ihrer Figur und am Fettabbau arbeiten. Das alleine reicht aber nicht aus. Wer zusätzlich zum Fitnesstraining abnehmen möchte, muss auch seine Ernährung umstellen.

Einschränkung:

Krafttraining ersetzt kein Herz-Kreislauf-Training, ist also kein komplettes Fitnessprogramm.

2. Kapitel

Unsere Muskeln – wie funktionieren die eigentlich?

Stehen, gehen, liegen, laufen, stemmen, heben, bücken, tragen. Das sind nur einige der Aufgaben, die die 639 Muskeln des menschlichen Körpers tagtäglich zu verrichten haben. Im perfekten Zusammenspiel mit Knochen und Gelenken und unter Mithilfe von Sehnen, Schleimbeuteln und Sehnenscheiden machen sie Bewegungen überhaupt erst möglich.

DIE SKELETTMUSKULATUR

Eine ganz simple Feststellung: Der Mensch benötigt Kraft einerseits, um sich fortbewegen zu können, andererseits, um die auf ihn einwirkenden Kräfte zu beherrschen.

Der Skelettmuskel ist nach dem Enkapsisprinzip aufgebaut. Das hört sich komplizierter an, als es ist. Denn im Grunde genommen heißt es nichts anderes, als dass es sich um immer kleiner werdende Einheiten handelt. Im Einzelnen sieht das wie folgt aus: Der gesamte Muskel ist von einer Membran umgeben. Jeder Muskel besteht aus einem Bündel einzelner Fasern, die wiederum von einer bindegewebigen Hülle umgeben sind. Jede einzelne Faser ist von einer Zellwand eingefasst. Innerhalb der Muskelfaser wiederum liegen Hunderte kleinster Muskelfibrillen, die sich aus so genannten Sarkomeren zusammensetzen.

In diesen befindet sich der eigentliche Muskelmotor: die ineinander verschränkten Proteine Aktin und Myosin. Zum besseren Verständnis können Sie sich die nachstehende Zeichnung anschauen:

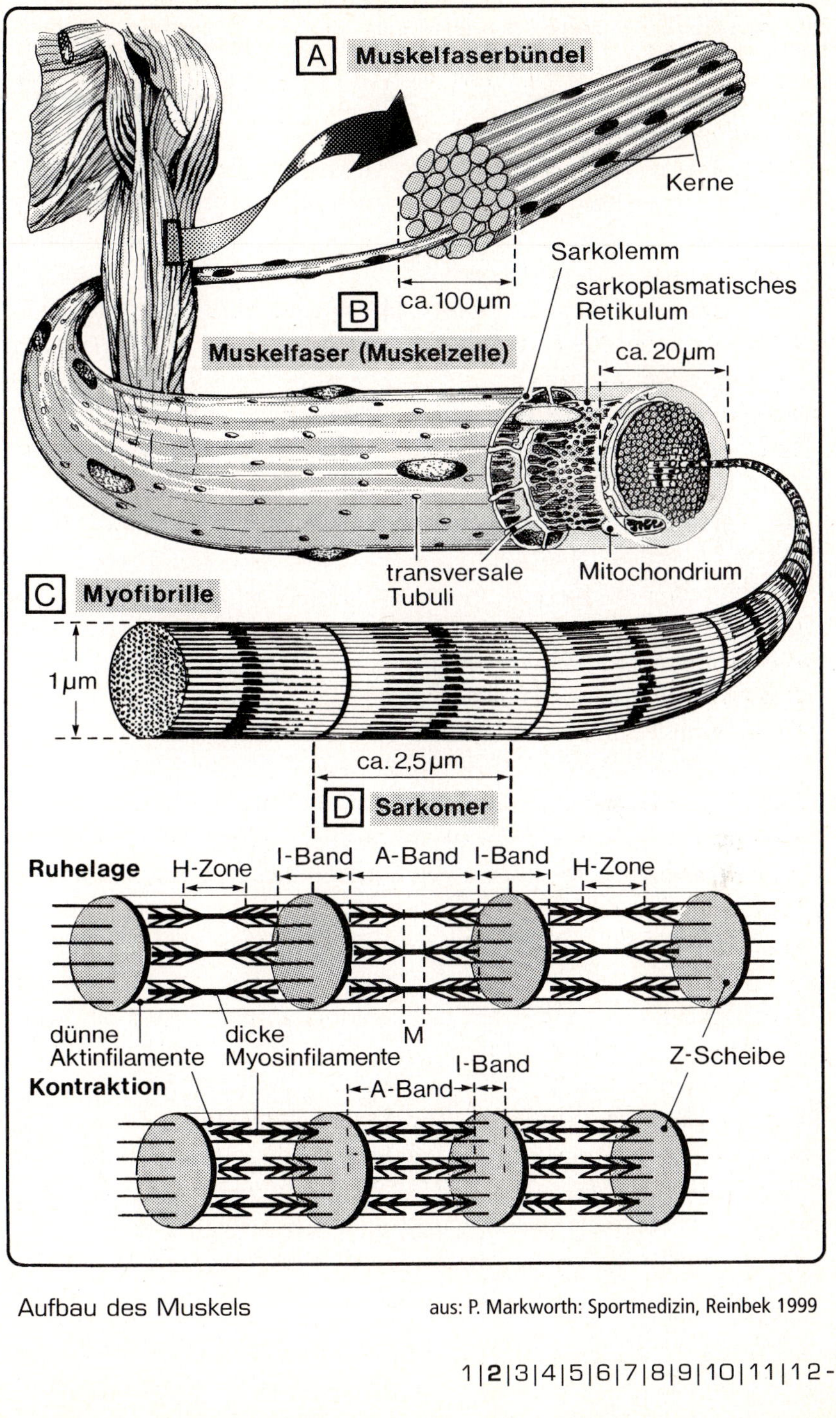

Aufbau des Muskels

aus: P. Markworth: Sportmedizin, Reinbek 1999

SO ARBEITET DER MUSKEL

Der Muskel arbeitet immer dann, wenn er sich zusammenzieht oder kontrahiert, wie es in der Fachsprache heißt. Bei einer Muskelkontraktion laufen mehrere Prozesse in unglaublicher Geschwindigkeit hintereinander ab. Ausgelöst durch einen chemischen Reiz wird eine Erregung in die Tiefe der Muskelfaser geleitet. Das setzt chemische Energie frei. Die Skelettmuskelfaser verkürzt sich.

Man unterscheidet zwei Typen von Skelettmuskelfasern:

1. Schnell kontrahierende Fasern (FT-Fasern).
   FT steht für fast-twitch.
2. Langsam kontrahierende Fasern (ST-Fasern).
   ST steht für slow-twitch.

Jeder Mensch besitzt beide Fasertypen, meist in einem ausgewogenen Verhältnis. Für das Krafttraining von Bedeutung ist die Tatsache, dass die Reizschwelle (das, was die unterschiedlichen Fasern kontrahieren lässt) unterschiedlich hoch ist. Um die schnell kontrahierenden Fasern zu aktivieren, sind Reize mit hoher Intensität notwendig. Bei geringer Intensität werden nur die langsam kontrahierenden Fasern aktiviert.

Im Zusammenhang mit den Muskelfasern möchten wir Sie noch auf eine Besonderheit hinweisen. Bei den Muskeln des Rumpfes handelt es sich um Haltemuskulatur, und diese besteht überwiegend aus langsam reagierenden Fasern. Das ist für die Trainingsplanung und -durchführung sehr wichtig. Im Rahmen eines gesundheitsorientierten Trainings kann nämlich auf Maximal- und Schnellkrafttraining verzichtet werden. Wichtig stattdessen: Training der Kraftausdauer, auf das wir in diesem Buch noch ausführlich eingehen werden.

SO LASSE ICH DEN MUSKEL WACHSEN

Zunächst ein wichtiger Hinweis: Zu einem Muskelwachstum kommt es nur dann, wenn Sie regelmäßig und mit ausreichender Intensität trainieren. Sie dürfen auch nicht enttäuscht sein, wenn es ein wenig dauert, bis sich die ersten Verbesserungen einstellen.

In der Regel ist erst nach etwa sechs Wochen ein mess- und sichtbarer Kraftzuwachs festzustellen. Ein richtig ausgeführtes Krafttraining wirkt sich verschiedenartig auf die Muskulatur aus:

1. Es kommt zu einem Dickenwachstum.

Der Fachausdruck heißt Hypertrophie. Der Muskel wächst, weil sich jede einzelne Muskelfaser verdickt. Das Dickenwachstum hängt von der Art des Krafttrainings ab. Die größten Erfolge erzielen Sie mit einer mittleren Intensität (40–60 Prozent der Maximalkraft) und relativ hohen Wiederholungszahlen pro Übung. Wie das im Einzelnen auszusehen hat, erklären wir Ihnen ausführlich in den nächsten Kapiteln.

2. Regelmäßiges Training versetzt Sie in die Lage, mehr Muskelfasern innerhalb eines Muskels kontrahieren zu lassen.

Hier heißt der Fachausdruck intramuskuläre Koordination. Die ersten Erfolge beim Krafttraining sind nicht auf einen Muskelzuwachs, sondern auf eine verbesserte intramuskuläre Koordination zurückzuführen. Was das bedeutet? Der Muskel ist bereits nach wenigen Trainingsstunden in der Lage, mehr Muskelfasern innerhalb eines Muskels zur Kontraktion zu bringen. Das hat dann allerdings nichts mit einer Muskelmassenzunahme zu tun. Erst bei regelmäßigem Training fängt der Muskel auch an zu wachsen.

3. Die Energiespeicher innerhalb des Muskels werden größer.

Regelmäßiges Krafttraining führt zu einer Erhöhung der Glykogen- und Kreatinphosphatspeicher, wichtigen Energielieferanten des Muskels.

4. Die Kapillarisierung verbessert sich.

Kapillaren sind feinste Verzweigungen der Arterien. In ihnen findet der Stoff- und Energieaustausch statt. Ebenso vermehren sich die Mitochondrien, die «Kraftwerke» in den Muskelzellen.

5. Muskelspannung und -masse verbessern sich.

Das wichtigste Ziel. Es führt zur Stabilisierung der Gelenke und der Wirbelsäule. Es schont den Bewegungsapparat, Abnutzungserscheinungen verzögern sich.

DER KNOCHEN

Neben der Schutz- und Stützfunktion haben Knochen eine weitere lebenswichtige Funktion. Im Mark der Knochen werden die Blutkörperchen gebildet. Eine besondere Rolle spielen dabei die roten Blutkörperchen, die so genannten Erythrozyten. Sie ermöglichen, dass der Sauerstoff auf minimalem Weg den roten Blutfarbstoff Hämoglobin erreicht und somit die Sauerstoffversorgung gewährleistet ist. Zudem speichern die Knochen das wichtige Kalzium. Es ist für die Funktionsabläufe und Steuervorgänge in den Zellen verantwortlich. Kalzium dient als Botenstoff für die Zellen und ist praktisch an allen lebenswichtigen chemischen und physikalischen Vorgängen der Zellen beteiligt. Es sorgt zusammen mit anderen Faktoren dafür, dass das Blut bei Verletzungen gerinnen kann.

Der Knochen besteht aus einer Zellsubstanz und Knochenzellen, den so genannten Osteozyten, die für den Knochenaufbau zuständig sind. Sie liegen in Knochenhöhlen, die durch feine Kanäle miteinander verbunden sind und durch die der Stofftransport stattfindet. Innerhalb des Knochens befinden sich druckfeste Kalksalze und zugfeste Fasern. Das macht ihn außerordentlich robust und widerstandsfähig. Trotzdem besitzt der Knochen eine hohe Form- und Umbaufähigkeit. Dadurch ist es ihm möglich, sich ständig wechselnden Belastungen anzupassen. Das Längenwachstum ist bei Männern mit dem 20. bis 22. Lebensjahr abgeschlossen. Bei Frauen zwei bis drei Jahre früher. Das ist für das Krafttraining von besonderer Bedeutung: Vor Abschluss des Längenwachstums sollte nämlich kein Muskeltraining an Geräten durchgeführt werden.

Ansonsten besteht die Gefahr, dass die knorpeligen Gelenkverbindungen, die Epiphysenfugen, frühzeitig verknöchern und so das normale Körperwachstum behindern.

3. Kapitel

Muskeln – die beste Medizin gegen Rückenschmerzen

Das ewige Kreuz mit dem Kreuz. Immer mehr Menschen plagen sich mit Rückenschmerzen. 80 Prozent aller Deutschen leiden darunter. Jeder Zweite muss sich bereits ärztlich behandeln lassen. 30 Prozent aller Krankmeldungen der arbeitenden Bevölkerung sind auf Probleme mit dem Rücken zurückzuführen.

Die Gründe dafür sind vielfältig. So hat sich der Mensch im Laufe der Entwicklungsgeschichte vom Vierbeiner zum Zweibeiner entwickelt. Ein folgenschwerer Fehler, denn dadurch wurde die Wirbelsäule zur zentralen Schwachstelle unseres Bewegungsapparates. Die Aufrichtung hat dazu geführt, dass uns zwei wichtige Unterstützungspunkte verloren gegangen sind.

Die Folge: Sie muss nun wie ein beweglicher Stab mit Hilfe der Muskulatur ausbalanciert werden. Womit wir gleich zum zweiten Problem kommen. Entgegen seiner Natur hat sich der Mensch zum Sitzwesen entwickelt. Die notwendige körperliche Beanspruchung wird dem Körper viel zu oft verwehrt. Wir sitzen im Auto, im Büro, vor dem Fernseher, im Kino und in der Kneipe. Es fehlen wichtige Reize für die schützende und stabilisierende Muskulatur der Wirbelsäule. Bauch- und Rückenmuskeln sind bei vielen verkümmert. Sie sind nicht mehr in der Lage, unserer Wirbelsäule den nötigen Halt zu geben. Der Hüftbeugemuskel ist durch das ständige Sitzen verkürzt. Das führt zu einer Beckenkippung und damit zu einem starken Hohlkreuz und einer Überlastung der Wirbelgelenke.

Der Bewegungsapparat heißt nicht umsonst «Bewegungs»apparat. Muskeln, Sehnen, Bänder, Knochen und Bandscheiben brauchen regelmäßige Belastungsreize. Bleiben diese aus, kommt es zu Verschleißerscheinungen, frühzeitigen Schädigungen und einer reduzierten Belastungsfähigkeit.

Sie dürfen uns ruhig glauben: 95 Prozent aller Rückenleiden sind vermeidbar. Und selbst wenn bereits Probleme bestehen, gibt es zahlreiche Möglichkeiten, um etwas dagegen zu unternehmen.

Nicht schonen – sondern bewegen

Die beste Medizin gegen Rückenschmerzen: nicht schonen, sondern bewegen. Die Ursache nahezu aller Rückenschmerzen ist Bewegungsmangel. Der Lieblingssport der Deutschen ist nämlich Sitzen. Logische Folge: eine unzureichende Bauch- und Rückenmuskulatur, die es nicht mehr schafft, unserer Wirbelsäule den nötigen Halt zu geben. Es kommt zu Überlastungsschäden und Verschleißerscheinungen. Warum aber gerade eine gut ausgeprägte Muskulatur für den Rücken so gut ist, hängt mit der Anatomie der Wirbelsäule zusammen.

DIE WIRBELSÄULE

Das zentrale Achsenorgan unseres Körpers besteht aus 24 freien verknöcherten Wirbeln (sieben Hals-, zwölf Brust- und fünf Lendenwirbel) und dem Kreuz- und Steißbein.

Zwischen jedem Wirbel liegt eine elastische Bandscheibe. Sie bestehen aus knorpelartigem Gewebe und einem geleeartigen Kern. Da sie weder Blut noch Nervengefäße besitzen, aber auf ausreichend viel Flüssigkeit angewiesen sind, funktionieren sie nach dem so genannten Schwammprinzip. Bei Belastung geben sie Flüssigkeit ab, bei Entlastung saugen sie sich wieder mit Flüssigkeit voll. Dieser ausgeklügelte Mechanismus funktioniert aber nur, wenn Sie sich ausreichend und vor allem richtig bewegen.

Wenn Sie sich zu wenig oder falsch bewegen, Übergewicht haben, zu lange sitzen oder stehen, kommt der Flüssigkeitsaustausch der Bandscheiben zum Erliegen. Sie werden nicht mehr ausreichend mit Nährstoffen versorgt, nutzen ab und werden porös und bröckelig. Beste Gegenmaßnahme: ein individuell auf Ihre Bedürfnisse abgestimmtes Mus-keltraining. Warum? Die Erklärung dafür ist einfach: Im gesamten Rückenbereich verlaufen zahlreiche Muskelstränge kreuz und quer. Dabei handelt es sich um die so genannte autochthone (vom Willen unabhängige) Muskulatur. Sie verbindet alle Wirbel miteinander und sorgt dafür, dass die Bandscheiben nicht verrutschen. Ähnlich wie bei einer Marionette ist sie für unsere Bewegungen zuständig. Eine Vorneigung kommt nur dann zustande, wenn ein Muskelstrang zieht und der Gegenspieler auf der anderen Seite nachgibt. Zugegeben, eine sehr störanfällige Konstruktion. Ist die Muskulatur zu schlaff, gerät die Statik der Wirbelsäule durcheinander. Knochen und Gelenke haben keinen Halt mehr. Rückenschmerzen, Hexenschuss, Ischias und Bandscheibenvorfälle sind die Folgen.

WIRBELSÄULE UND KRANKHEITEN

Herzrasen, Sehstörungen, Magenschmerzen, Infekte in den Nasennebenhöhlen. Sie werden es kaum glauben, aber Auslöser dieser Krankheiten kann durchaus eine nicht intakte Wirbelsäule sein. Doch lesen Sie selbst:

Rückenleiden im Kopf-Hals-Schulter-Bereich können führen zu:

Kopfschmerzen; Migräne; Schwindel; Übelkeit; Trigeminus-Neuralgie; Hörsturz; Ohrgeräuschen; Sehstörungen; Kiefergelenks-/Kaubeschwerden; Schluckstörungen (Kloßgefühl); chronische Infekte im Nasennebenhöhlenbereich; Nacken- und Schulterverspannungen; Schmerzen im Schultergelenk, Oberarm, Unterarm, Händen und Fingern.

Rückenleiden im Brustbereich können führen zu:

Herzbeschwerden, -stichen, -rasen; herzinfarktähnlichen Beschwerden; Atembeschwerden; Brustbeschwerden.

Rückenleiden im mittleren und unteren Bereich der Wirbelsäule können führen zu:

akuten und chronischen Magenbeschwerden; Verdauungsbeschwerden in Ober- und Mittelbauch; Völlegefühl; Darmgrimmen; Aufstoßen; Verdauungsbeschwerden im Unterbauch; gynäkologischen Beschwerden; chronischem Blasenleiden; Gefühlsstörungen und entzündlichen Beschwerden im Genitalbereich.

Probleme mit der Lendenwirbelsäule und dem Steißbein können führen zu:

Ischiasbeschwerden; Kreuzschmerzen; Hüftgelenksbeschwerden; Knieleiden, Taubheitsgefühl in den Beinen, Wadenkrämpfen; Beschwerden in den Füßen.

MUSKELN MACHEN KNOCHEN STARK

Über die Stabilität der Knochen machen sich die meisten Menschen in jungen Jahren nur wenig Gedanken. Osteoporose, so die weitläufige Meinung, ist eine Alte-Leute-Krankheit. Leider stimmt das nicht. Der gesundheitsgefährdende Knochenschwund kann schon in jungen Jahren einsetzen und zu schlimmen gesundheitlichen Problemen führen. Die Ursachen dafür sind vielfältig. Erst vor kurzem haben Wissenschaftler herausgefunden, dass die Osteoporose auch genetisch bedingt sein kann. Die Hauptursachen für poröse und gebrochene Wirbelkörper, als Folge des Knochenschwunds, sind aber schlechte Ernährung und fehlende Bewegung.

Hauptbetroffene sind vor allem Frauen nach den Wechseljahren. Vorher sorgte das Hormon Östrogen für ausreichende Kalziumaufnahme aus der Nahrung: Wenn nun der Schutz des Östrogens wegfällt, wird vermehrt Kalzium aus dem Knochen ab- statt aufgebaut. Mit der Zeit werden die Knochen porös und können im Extremfall schon bei geringer Belastung brechen. In Europa, Japan und den USA leiden bereits 75 Millionen Menschen an dieser Krankheit.

Wie kommt es dazu? Der menschliche Knochen ist sehr wandlungsfähig. Fortwährend baut er alte Knochensubstanz ab und neue auf. Dafür stehen ihm spezielle Knochenbildungs- und Knochenfresszellen zur Verfügung. Sie heißen Osteoblasten, Osteoklasten und Osteozyten. Ihre Aufgaben im Einzelnen: Osteoblasten sind für den Knochenaufbau und für die Steuerung des Knochenstoffwechsels zuständig. Bei den Osteoklasten handelt es sich um die knochenabbauenden Zellen. Die Osteozyten steuern den inneren Stoffwechsel. Erst das perfekte Zusammenspiel von Osteoblasten, Osteoklasten und Osteozyten garantiert den dauernden Umbau des Knochens.

Zum besseren Verständnis folgendes Beispiel: Kommt es zu einer Verletzung des Knochens, wird dieses von den Osteozyten registriert. Sie geben die Information an die Osteoblasten weiter, die wiederum die Osteoklasten herbeirufen. Mit Hilfe von speziellen Eiweißstoffen gräbt sich der Osteoklast bis zur beschädigten Stelle im Knochen vor und räumt das beschädigte Material beiseite. Dann sind die Osteoblasten an der Reihe. Sie schließen die Lücke im Knochen und machen ihn wieder voll funktionsfähig.

Neben zahlreichen anderen Faktoren führt vor allem Bewegungsmangel dazu, dass sich mehr Knochen ab- als aufbaut. Wer sich nicht ausreichend bewegt, riskiert einen großen Verlust an Knochenmasse. Durch körperliche Aktivität können Sie den Knochenstoffwechsel günstig beeinflussen.

4. Kapitel

Die verschiedenen Kraftformen

Nachdem Sie nun alles Wissenswerte über die Muskulatur und den passiven Bewegungsapparat erfahren haben, soll Ihnen das nun folgende Kapitel die verschiedenartigen Formen des Muskeltrainings näher bringen.

Die Kraft ist neben der Beweglichkeit, Ausdauer, Koordination und Schnelligkeit eine der fünf motorischen Grundeigenschaften. Für ein ausgewogenes Training ist es wichtig, alle genannten Faktoren in der Trainingsplanung zu berücksichtigen. Beweglichkeits- und Koordinationstraining erläutern wir in den folgenden Kapiteln. Die Bereiche Ausdauer und Schnelligkeit werden in Zusammenhang mit einer Mischform des Krafttrainings erklärt. Reines Schnellkrafttraining ist bei einem gesundheitsorientierten Programm relativ bedeutungslos, sodass wir nur kurz darauf eingehen werden.

KRAFT – DAS A UND O FÜR EINEN GESUNDEN KÖRPER

Kraft, so die Definition, ist die Fähigkeit des Menschen, einen Widerstand zu überwinden oder durch Muskeleinsatz einem Widerstand entgegenzuwirken. Die Sportwissenschaft unterscheidet drei verschiedene Kraftformen:

Kraftausdauer

Mit Abstand der wichtigste Bereich: die Kraftausdauer. Darunter versteht man die Ermüdungswiderstandsfähigkeit bei lang anhaltenden oder sich wiederholenden Kraftleistungen. Die wichtigsten Kriterien bei dieser Kraftform sind Intensität (mit wie viel Krafteinsatz führe ich die Übungen aus) und Reizumfang (wie viele Wiederholungen muss ich machen). Die Intensität wird in Prozent festgelegt. Grundlage ist die Maximalkraft, also wie viel Kraft ich bei einer einzigen Bewegung erzeugen kann. Sie ist abhängig von der Energie, die der Körper dem Muskel zur Verfügung stellt. Wie Sie bei sich selbst die Maximalkraft austesten können, erklären wir Ihnen in den nachfolgenden Kapiteln.

Maximalkraft

Die Sportwissenschaft unterteilt die Maximalkraft in statisch und dynamisch. Statische Maximalkraft ist die größte Kraft, die das Nerv-Muskel-System gegen einen unüberwindlichen Widerstand ausüben kann. Dynamische Maximalkraft ist die größte Kraft, die das Nerv-Muskel-System innerhalb eines Bewegungsablaufes entwickeln kann. Beide Kraftformen sind von drei Faktoren abhängig:

- vom Muskelquerschnitt, also der tatsächlich vorhandenen Muskelmasse,
- von der intermuskulären Koordination, also dem perfekten Zusammenspiel aller Muskeln, die an der Bewegung beteiligt sind,
- von der intramuskulären Koordination, also der Fähigkeit, möglichst viele Muskelfasern zur Kontraktion zu bringen.

Für Gewichtheber und Bodybuilder stellt die Maximalkraft den leistungsbegrenzenden Faktor dar. Wer nur über eine geringe Maximalkraft verfügt, ist nicht in der Lage, schwere Gewichte zu heben. Eine Steigerung des Muskelquerschnitts (Hypertrophietraining) und damit der Maximalkraft wird durch ein Training mit Gewichten erzielt.

Schnellkraft

Schnellkraft ist die Fähigkeit des Nerv-Muskel-Systems, Widerstände mit höchstmöglicher Kontraktionsgeschwindigkeit zu überwinden. Die Schnellkraft ist nur für wenige Berufsgruppen (z. B. beim Hämmern oder Holzfällen) oder für Leistungssportler (z. B. Boxen, Werfen, Squash, Tennis, Golf u. a.) von großer Bedeutung. Für ein sanftes Muskeltraining tritt sie völlig in den Hintergrund und sei an dieser Stelle nur der Vollständigkeit halber aufgeführt.

GESUNDHEITSORIENTIERTES KRAFTAUFBAUTRAINING

Ein gesundheitsorientiertes Muskelaufbautraining setzt sich aus zwei Varianten zusammen. Wenn Sie vornehmlich an einer besseren Körperhaltung interessiert sind, Fett abbauen wollen, ohne zu viele Muskeln zu bekommen, empfiehlt sich ein Training der Kraftausdauer. Wenn Sie lieber Ihr körperliches Erscheinungsbild verändern möchten, muskulöser wirken wollen, ohne dabei Fett abzubauen, ist ein Muskelaufbautraining genau das Richtige für Sie.

Beide Trainingsformen stärken das Muskelkorsett, schützen wirksam vor Rückenschmerzen und Osteoporose und tragen zum allgemeinen Wohlbefinden bei. Für welche Trainingsform Sie sich entscheiden, liegt ganz bei Ihnen. Und so sieht das Training im Einzelnen aus:

Belastung	Kraftausdauer	Muskelaufbau
Wiederholungen	15–20	8–15
Sätze	Anfänger 2–3 Fortgeschrittene 3–5	Anfänger 2–3 Fortgeschrittene 3–5
Pause	1–3 Minuten	1–5 Minuten
Trainingshäufigkeit	2 x wöchentlich	2–3 x wöchentlich
Trainingseffekt	Verbesserung der Kraftausdauer geringe Zunahme der Muskelmasse starker Fettabbau	Verbesserung der Maximalkraft starke Zunahme der Muskelmasse geringer Fettabbau

Die dazugehörigen Übungen finden Sie auf Seite 49 ff und 79 ff. Spezielle Trainingsprogramme zum Aufbau eines Minimal- und Optimalprogramms finden Sie auf Seite 110 und 114.

WAS SIE BEIM TRAINING BEACHTEN MÜSSEN

Bevor Sie loslegen, noch ein paar ganz wichtige Tipps für Ihr Training:

1. Da es sich um ein «sanftes Muskeltraining» handelt, sollten Sie nicht jeden Durchgang bis zur völligen Erschöpfung durchführen. Wenn Sie den Satz beenden, sollten Sie das subjektive Empfinden haben, noch eine oder zwei Wiederholungen mehr schaffen zu können.
2. Die Reihenfolge der Übungen können Sie frei wählen. Achten Sie aber darauf, nicht an zwei aufeinander folgenden Geräten die gleiche Muskelgruppe zu trainieren. Vielleicht wechseln Sie einfach eine Übung für den Oberkörper mit einer für die Beine ab.
3. Lassen Sie sich beim Training Zeit. Achten Sie darauf, die Bewegungen ruhig und vor allem korrekt auszuführen. Heben und senken Sie die Gewichte in langsamer Geschwindigkeit.
4. Trainieren Sie regelmäßig!
5. Überprüfen Sie alle zwei bis drei Monate Ihre Leistungsfähigkeit und passen Sie diese dem Training an. Testformen stellen wir Ihnen im Rahmen dieses Buches noch vor.
6. Führen Sie ein Trainingstagebuch. Es dient nicht nur der Überprüfung des bereits Geleisteten. Sie können darin auch Ihre Fortschritte sehen.
7. Zu jedem Krafttraining gehört auch ein Beweglichkeitstraining. Lesen Sie dazu das nächste Kapitel.

5. Kapitel

Beweglichkeit – so wichtig wie die Kraft

Die Beweglichkeit spielt im Zusammenhang mit dem Krafttraining eine wichtige Rolle. Ständige Muskelkontraktionen lassen den Muskel verkürzen, der Muskel ermüdet und seine Empfindlichkeit wird heraufgesetzt. Schon leichte Dehnübungen rufen dann Schmerzen hervor oder lassen die Muskeln reflexartig anspannen.

Wer den größtmöglichen Erfolg mit seinem Krafttraining erreichen möchte, sollte unbedingt auch ein Beweglichkeitstraining durchführen. Dafür am besten geeignet sind so genannte Stretchingprogramme. Darunter versteht man verschiedene, systematisch angewandte Übungen, die alle das gleiche Ziel verfolgen: eine Verbesserung der Beweglichkeit und Dehnfähigkeit der Muskulatur auf effektive und verletzungsarme Art und Weise.

Stretching heißt nichts anderes als dehnen, strecken oder recken. Beweglichkeit selbst definiert sich als Fähigkeit, Bewegungen mit großer Schwingungsweite durchführen zu können.

DIE DEHNUNG DER MUSKULATUR

Die Beweglichkeit eines Menschen hängt von sehr vielen Faktoren ab. Wichtig ist dabei vor allem, was Sie selbst erreichen wollen. Wollen Sie sich in Ihrem Alltag frei und ohne Einschränkungen bewegen können, oder haben Sie das Ziel, Ihre Beweglichkeit deutlich zu verbessern?

Es gibt zahlreiche Faktoren, die die Gelenkigkeit einschränken. Dazu gehören:

1. anatomische und biomechanische Zusammenhänge (Gelenkformen, Freiheitsgrade [Dreh-, Kugel-Scharniergelenk] der Gelenke, Winkel, Hebel, Reibung)
2. muskel- und neurophysiologische Bedingtheiten (Form, Bau und Elastizität von Muskeln, Sehnen, Hüllen, tonische Spannung, Hemmungen, inter- und intramuskuläre Koordination, Kraft)
3. altersbedingte Einschränkungen
4. die psychische Verfassung (emotionale Erregung, Stress)
5. Umwelteinflüsse (Temperatur, Klima, Tageszeit).

Das passiv-statische Stretching

Das passiv-statische Stretching ist bewiesenermaßen ein ausgezeichnetes Dehntraining. Es hat den großen Vorteil, dass es leicht zu erlernen und von jedem sofort durchführbar und gerade für Anfänger besonders geeignet ist.

Beim passiv-statischen Stretching wird der Muskel langsam bis in seine

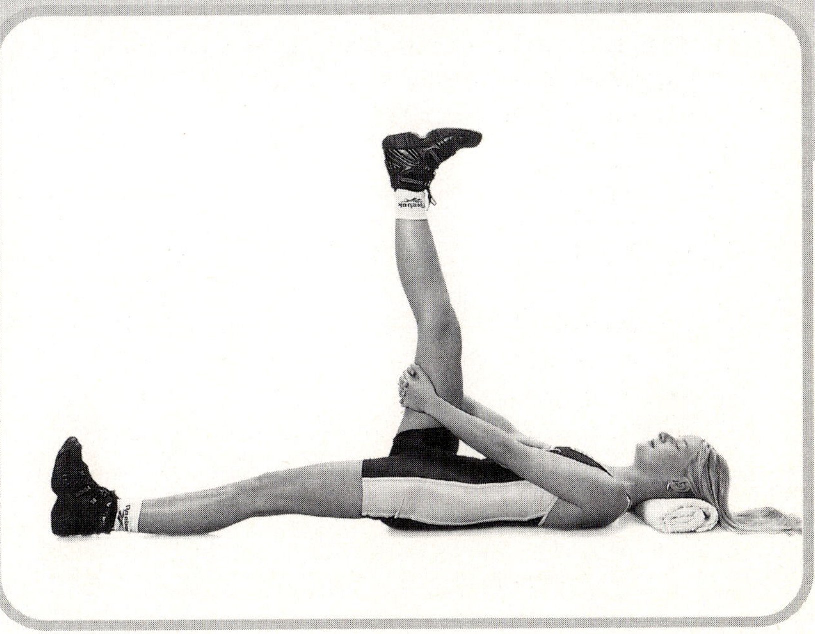

mögliche Endstellung gedehnt und dann gehalten (statisch), ohne dass es zur Muskelkontraktion (passiv) kommt. Dabei ist auf Folgendes zu achten:

- Begeben Sie sich langsam in die Dehnendstellung.
- Bei der Dehnung dürfen keine Schmerzen auftreten, nur ein Muskelziehen ist erlaubt.
- Die Dehnendposition wird 10 – 30 Sekunden gehalten.
- Während des Dehnens sollten Sie ruhig und gleichmäßig weiteratmen (nicht die Luft anhalten).
- Bleiben Sie so entspannt wie möglich.
- Lösen Sie die Dehnung langsam auf.

Damit Sie eine genauere Vorstellung von dieser Dehntechnik bekommen, möchten wir sie anhand eines Beispiels erklären.

Es handelt sich um eine Dehnübung zur Verbesserung der Beweglichkeit der hinteren Oberschenkelmuskulatur (ischiocrurale Muskulatur):

Begeben Sie sich in die Rückenlage, heben Sie ein Bein gestreckt in die Höhe. Umfassen Sie mit beiden Händen den Oberschenkel und führen Sie das gestreckte Bein langsam in Richtung Oberkörper. Behalten Sie die Dehnendposition 10–30 Sckunden bei. Dann lösen Sie die Dehnung langsam wieder auf.

6. Kapitel

Wichtig vorab – Muskelfunktionstests

Um ein optimales Training durchführen zu können, müssen Sie wissen, wo Ihre Stärken und Schwächen liegen. Nur so können Sie Ihr Training richtig planen, und nur dann wissen Sie auch, wofür Sie trainieren. Schlimmer Anfängerfehler: Wenn Sie mit dem Training beginnen, stehen Ihnen eine Vielzahl von Geräten und Übungen zur Verfügung. Um die erste Neugier zu befriedigen, probieren Sie das eine oder andere erst mal aus. Folge: Sie suchen sich die Übungen aus, die Ihnen am meisten Spaß machen. Nur leider funktioniert das so nicht. Diese Art des Trainings ist planlos und bleibt ohne großen Erfolg.

Wenn Sie Ihr Training dagegen systematisch planen, stellen sich schnell die ersten Erfolge ein. Wichtigste Voraussetzung für ein gut durchstrukturiertes und Erfolg versprechendes Trainingsprogramm: Sie müssen herausfinden, wo Ihre Stärken und Schwächen liegen.

Das geht am besten mit so genannten Muskelfunktionstests, die wir Ihnen im Folgenden vorstellen möchten. Mit Hilfe der Auswertung können Sie dann ganz leicht selber herausfinden, welche Muskeln Sie kräftigen und welche Sie lieber dehnen sollten. Wenn Sie regelmäßig trainieren, und davon gehen wir natürlich aus, sollten Sie die Muskelfunktionstests alle drei Monate wiederholen. Auf diese Weise können Sie Ihr Training dem jeweiligen Leistungsstand genau anpassen. Sie verhindern damit ein einseitiges Training, riskieren kein Muskelungleichgewicht und können so das Optimale aus sich herausholen.

Die Muskelfunktionstests unterteilen sich in

– Übungen zur Überprüfung der Beweglichkeit, also auf verkürzte Muskeln, und
– Übungen zur Überprüfung der Stabilität, also Kraftmessungen.

Und so geht's

Die nun folgenden Testformen können Sie zwar fast alle eigenständig durchführen, besser wäre es jedoch, wenn Sie eine zweite Person um Hilfe bitten würden. Ideal ist natürlich ein Physiotherapeut oder Sportlehrer. Sie verfügen über große Erfahrung, können eventuell Korrekturen vornehmen, achten auf die korrekte Körperhaltung und sind in der Lage, wertvolle Tipps zu geben. Einige Übungen können sogar nur mit Hilfestellung absolviert werden.

Wichtiger Hinweis: Nehmen Sie die Auswertung der Tests erst nach Beendigung aller Übungen vor. Erfahrungswerte zeigen, dass es schon mal vorkommt, dass Ergebnisse aus Übereifer oder falschem Ehrgeiz «beschönigt» werden.

TESTFORMEN

Bevor Sie die Übungen ausführen, sollten Sie sich gründlich aufwärmen. Wie das am besten geht, steht in Kapitel 9. Bedenken Sie immer: Sie fahren auch Ihr Auto erst dann mit Höchstgeschwindigkeit, wenn Sie es ein paar Kilometer «warm gefahren» haben.

Übungen zur Überprüfung der Beweglichkeit

Überprüfung der Brustmuskulatur / Schulterbeweglichkeit

Stellen Sie sich aufrecht hin. Führen Sie die Hände hinter den Körper und verschränken Sie die Finger ineinander. Dann versuchen Sie, die durchgestreckten Arme langsam nach oben in Richtung Decke zu führen.

Ergebnis:
- gute Beweglichkeit: Arme und Rumpf bilden einen 90-Grad-Winkel
- mäßige Beweglichkeit: Arme sind minimal angehoben
- schlechte Beweglichkeit: Hände berühren sich gerade hinter dem Körper

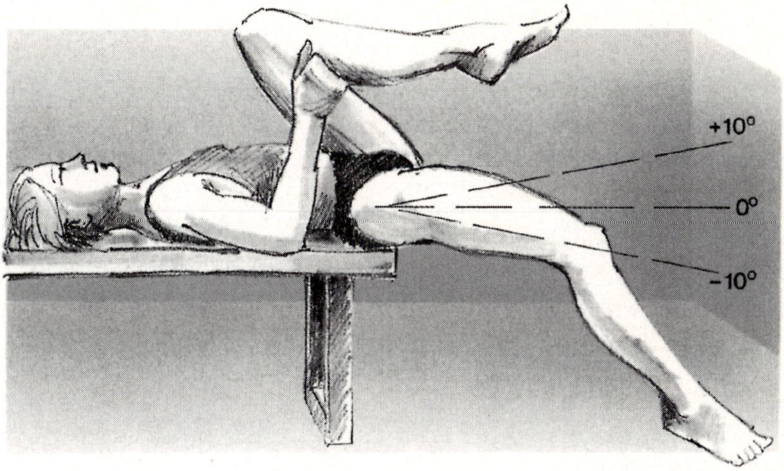

aus: T. Dargatz/A. Koch: Rückengerechtes Stretching, sportinform Verlag, München 1995

Überprüfung des Hüftbeugers (M. iliopsoas)

Legen Sie sich mit Rücken und Po auf einen Tisch oder eine Bank. Die Beine hängen herunter. Dann ziehen Sie ein Bein zum Oberkörper und drücken das andere Bein in die Hüftstreckung. Vergleichen Sie Ihr Ergebnis mit der obigen Abbildung.

Ergebnis:
– gute Beweglichkeit: 10 Grad unter der Nullposition
– mäßige Beweglichkeit: Nullposition
– schlechte Beweglichkeit: 10 Grad über der Nullposition

Überprüfung der Adduktoren

Legen Sie sich auf den Rücken, winkeln Sie die Beine an und stellen Sie die Fußsohlen gegeneinander. Versuchen Sie, aus dieser Position heraus die Knie zum Boden zu führen. Vergleichen Sie Ihr Testergebnis mit der folgenden Abbildung.

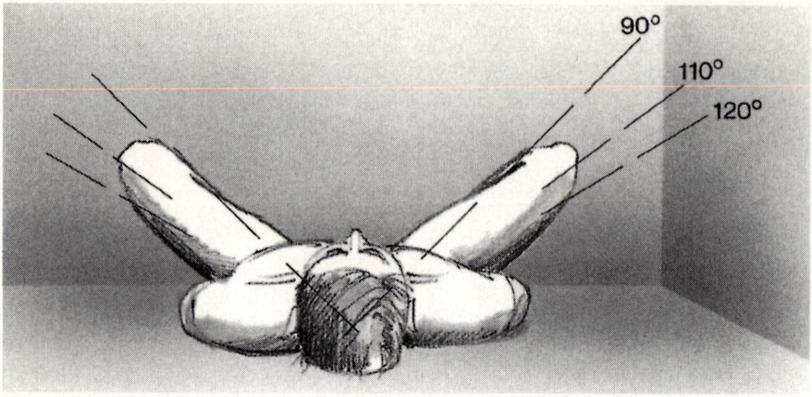

aus: T. Dargatz/A. Koch: Rückengerechtes Stretching, sportinform Verlag, München 1995

Ergebnis:
- gute Beweglichkeit: Winkelposition 120 Grad
- mäßige Beweglichkeit: Winkelposition 110 Grad
- schlechte Beweglichkeit: Winkelposition 90 Grad

Überprüfung der vorderen Oberschenkelmuskulatur

Legen Sie sich jetzt in Bauchlage auf den Boden. Winkeln Sie ein Bein an und umfassen Sie das Fußgelenk mit der Hand. Versuchen Sie nun, die Ferse langsam in Richtung Gesäß zu ziehen, ohne dabei die Hüfte zu beugen.

Ergebnis:
- gute Beweglichkeit: Die Ferse berührt das Gesäß.
- mäßige Beweglichkeit: Bis 5 cm Abstand zum Gesäß.
- schlechte Beweglichkeit: Mehr als 5 cm Abstand zwischen Gesäß und Ferse, beziehungsweise die Hand ist nicht in der Lage, den Fuß zu fassen.

Überprüfung der hinteren Oberschenkelmuskulatur

Legen Sie sich auf den Rücken und umfassen Sie mit beiden Händen die Oberschenkelrückseite eines Beines. Ziehen Sie das gestreckte Bein in Richtung Oberkörper, ohne dass das andere Bein den Boden verlässt.

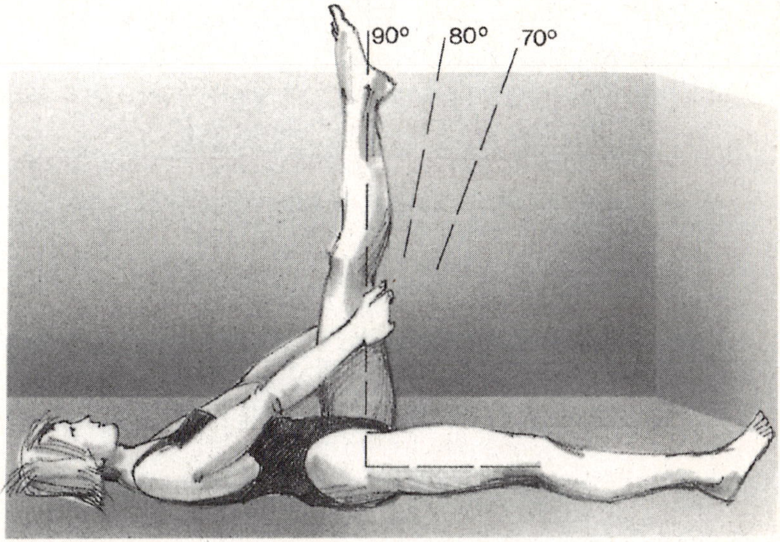

aus: T. Dargatz/A. Koch: Rückengerechtes Stretching, sportinform Verlag, München 1995

- gute Beweglichkeit: Die gestreckten Beine bilden einen rechten Winkel.
- mäßige Beweglichkeit: Der Winkel zwischen den gestreckten Beinen beträgt 80 Grad.
- schlechte Beweglichkeit: Der Winkel zwischen den gestreckten Beinen beträgt weniger als 80 Grad.

Überprüfung der Wadenmuskulatur

Begeben Sie sich in die Schrittstellung. Verlagern Sie das Körpergewicht auf das vordere gebeugte Bein. Das hintere Bein ist gestreckt, die Fußspitze zeigt in Blickrichtung. Schieben Sie die Hüfte nach vorne, ohne dass die Ferse des hinteren Beines abhebt oder das hintere Knie gebeugt wird. Fällen Sie ein Lot von der Kniescheibe zum Boden und bewerten Sie Ihre Endposition.

Ergebnis:
- gute Beweglichkeit: Wenn das Lot etwa 5 cm über die Fußspitze hinausgeht.
- mäßige Beweglichkeit: Wenn das Lot gerade vor der Fußspitze endet.
- schlechte Beweglichkeit: Wenn das Lot auf dem Fuß endet.

Geschafft! Den Beweglichkeitstest haben Sie jetzt erfolgreich absolviert. Nun folgt die Überprüfung der Muskelkraft. Einige Testformen sind so aufgebaut, dass Sie bestimmte Positionen über einen bestimmten Zeitraum halten müssen, bei anderen Übungen kommt es vor allem darauf an, dass Sie die Bewegungen so oft und auch so korrekt wie möglich wiederholen.

Krafttest der vorderen Halsmuskulatur (Partnertest)

Legen Sie sich in Rückenlage auf eine Bank oder einen Tisch und winkeln Sie die Beine an. Rutschen Sie auf dem Tisch so weit nach hinten, dass die Schultern noch auf dem Tisch liegen, der Kopf aber frei gehalten werden muss (Partner hält den Kopf). Ziehen Sie dann das Kinn zur Brust, sodass ein leichtes Doppelkinn entsteht. Auf ein fest vereinbartes Zeichen hin lässt der Partner den Kopf los und misst, wie lange Sie den Kopf ohne Hilfe in dieser Position halten können.

Ergebnis:
- gute Kraft: Die Position wird länger als 30 Sekunden gehalten.
- mäßige Kraft: Die Haltezeit liegt zwischen 10 und 30 Sekunden.
- schlechte Kraft: Die Haltezeit beträgt weniger als 10 Sekunden.

Krafttest der Schultermuskulatur

Begeben Sie sich in die Rückenlage und winkeln Sie die Beine an. Die Arme liegen im rechten Winkel zum Oberkörper, die Hände zeigen zur Decke. Dann drücken Sie die Ellenbogen in den Boden und versuchen auf die Weise, den Oberkörper nach oben zu drücken. Die Hüfte bleibt am Boden, der Kopf wird in Verlängerung der Wirbelsäule gehalten.

Ergebnis:
- gute Kraft: Der Oberkörper kann mehr als 75 Sekunden gehalten werden.
- mäßige Kraft: Die Position kann zwischen 30 und 75 Sekunden gehalten werden.
- schlechte Kraft: Die Position wird weniger als 30 Sekunden gehalten.

Krafttest für den gesamten Rumpf

Begeben Sie sich in die Rückenlage und stützen Sie sich mit den Unterarmen ab. Heben Sie den Körper so weit vom Boden ab, dass die Hüfte den höchsten Punkt bildet. Durch Gewichtsverlagerung heben Sie abwechselnd (im Sekundenrhythmus) mal den einen, mal den anderen Fuß minimal vom Boden ab. Zählen Sie die maximal möglichen Wiederholungen.

Ergebnis:
- gute Kraft: mehr als 50 Wiederholungen
- mäßige Kraft: 30–49 Wiederholungen
- schlechte Kraft: bis 30 Wiederholungen

Krafttest der geraden Bauchmuskulatur

Begeben Sie sich in die Rückenlage, winkeln Sie die Beine an. Die Fußspitzen zeigen zur Decke, die Arme sind vor der Brust gekreuzt. Versuchen Sie aus dieser Position heraus, den Oberkörper so weit anzuheben, dass die Schulterblätter sich vom Boden lösen, und legen Sie sie dann wieder ab, ohne dass der Kopf wieder den Boden berührt. Das Anheben und Ablegen des Oberkörpers sollte in einem zweisekündlichen Zyklus erfolgen. Zählen Sie die Anzahl der korrekt durchgeführten Wiederholungen (Schulterblätter verlassen den Boden).

Ergebnis:
- gute Kraft: mehr als 30 Wiederholungen
- mäßige Kraft: zwischen 10 und 29 Wiederholungen
- schlechte Kraft: bis 10 Wiederholungen, Schultern können nicht angehoben werden

Krafttest der Bauchmuskulatur (Partnertest)

Nehmen Sie entweder ein Seil oder ein zusammengefaltetes Handtuch und legen Sie sich mit der Lendenwirbelsäule darauf. Heben Sie die Beine bis zur Waagerechten hoch und spannen Sie die Bauchmuskeln an. Dann senken Sie die gestreckten Beine langsam ab, ohne den Druck auf Handtuch oder Seil zu verringern. Ein Partner zieht daran. Vorsicht: Wenn bei dieser Übung Schmerzen auftreten, sofort damit aufhören.

Ergebnis:
- gute Kraft: Das Handtuch bleibt eingeklemmt, bis die Beine am Boden liegen.
- mäßige Kraft: Das Handtuch kann herausgezogen werden, wenn die Beine einen Winkel von 45 Grad zum Boden aufweisen.
- schlechte Kraft: Sobald die Beine abgesenkt werden, kann das Handtuch herausgezogen werden.

Krafttest der Rückenmuskulatur

Begeben Sie sich in die Bauchlage. Arme und Beine sind ein wenig abgespreizt. Auf Kommando heben Sie Kopf, Arme und Beine ein ganz klein wenig vom Boden ab. Sie schauen die ganze Zeit auf den Boden. Die Nasenspitze ist nur zwei Zentimeter vom Boden entfernt. Nehmen Sie die Zeit.

Ergebnis:
- gute Kraft: Die Position kann mehr als 75 Sekunden gehalten werden.
- mäßige Kraft: Die Haltezeit liegt zwischen 30 und 75 Sekunden.
- schlechte Kraft: Sie sind nicht in der Lage, Arme, Beine und Kopf hochzuheben, beziehungsweise Sie sind nicht in der Lage, die Position länger als 30 Sekunden beizubehalten.

Krafttest Rücken- und Gesäßmuskulatur

Legen Sie sich so mit dem Bauch auf einen Tisch oder eine Bank, dass Sie mit der Hüftbeuge direkt auf der Kante liegen. Mit den Händen halten Sie sich an den Seiten fest und die Stirn liegt auf. Dann strecken Sie die Beine, sodass der Körper eine gerade Linie bildet. Diese Position behalten Sie so lange wie möglich bei. Nehmen Sie die Zeit.

Ergebnis:
- gute Kraft: Sie können die Position länger als 75 Sekunden halten.
- mäßige Kraft: Sie können die Position zwischen 30 und 75 Sekunden in der Waagerechten halten.
- schlechte Kraft: Sie erreichen nicht die Ausgangsposition oder können diese nicht länger als 30 Sekunden halten.

Krafttest der hinteren Oberschenkel- und Gesäßmuskulatur

Begeben Sie sich in die Rückenlage. Ein Bein winkeln Sie an, das andere ist gestreckt. Aus dieser Position heraus versuchen Sie, die Hüfte anzuheben und wieder abzusenken, ohne dass das Gesäß den Boden berührt (Bewegungszyklus zwei Sekunden). Nach einer kurzen Pause strecken Sie das andere Bein und wiederholen die Übung.

- gute Kraft: mehr als 30 Wiederholungen
- mäßige Kraft: zwischen 10 und 30 Wiederholungen
- schlechte Kraft: weniger als 10 Wiederholungen

Krafttest der äußeren Gesäßmuskulatur

Begeben Sie sich in die Seitlage, winkeln Sie das untere Bein an und ziehen Sie das Knie in Richtung Brust. Das obere Bein ist in Verlängerung zur Wirbelsäule gestreckt. Die Fußspitze ist angezogen, das Bein leicht nach innen gedreht.

Aus dieser Position heraus heben und senken Sie das Bein, ohne es vollständig abzulegen (Bewegungszyklus zwei Sekunden). Zählen Sie die Wiederholungen. Wiederholungen, bei denen das Bein nach außen rotiert, sind ungültig.

Ergebnis:
- gute Kraft: mehr als 60 Wiederholungen
- mäßige Kraft: zwischen 30 und 60 Wiederholungen
- schlechte Kraft: weniger als 30 Wiederholungen

Krafttest der vorderen Oberschenkelmuskulatur

Stellen Sie sich aufrecht auf ein Bein. Sie können mit den Fingerspitzen die Wand berühren, um das Gleichgewicht zu halten. Aus dieser Position versuchen Sie, das Standbein leicht zu beugen (60-Grad-Winkel) und wieder zu strecken (Bewegungszyklus zwei Sekunden). Zählen Sie die Wiederholungen und wechseln Sie nach einer kurzen Pause das Bein.

Ergebnis:
- gute Kraft: mehr als 60 Wiederholungen
- mäßige Kraft: zwischen 20 und 60 Wiederholungen
- schlechte Kraft: weniger als 20 Wiederholungen

Glückwunsch! Damit haben Sie auch die zweite Testreihe absolviert. Jetzt wissen Sie, wo Ihre Stärken und Schwächen liegen und worauf Sie die Schwerpunkte im Training legen müssen. Hilfen zum Aufbau des für Sie optimalen Trainingsprogramms finden Sie im folgenden Kapitel.

7. Kapitel

Krafttraining – so geht's richtig

Jetzt kann es auch schon fast losgehen. Um aber den größtmöglichen Erfolg mit Ihrem Muskeltraining zu erzielen, sollten Sie vor Beginn des Trainingsprogramms noch folgende Maßnahmen durchführen:

1. Test zur Ermittlung der Maximalkraft an den Trainingsgeräten
Mit Hilfe dieses Tests können Sie ermitteln, mit welchen Gewichten Sie trainieren sollten, um den größtmöglichen Trainingseffekt zu erzielen.

2. Erstellung eines individuellen Trainingsplans
Mit Hilfe des vorangegangenen Tests sind Sie schließlich in der Lage, sich ein individuelles Trainingsprogramm zu erstellen.

ERMITTLUNG DER MAXIMALKRAFT

Die Ermittlung der individuellen Maximalkraft ist sehr wichtig. Nur so können Sie herausfinden, mit welchen Gewichten Sie arbeiten müssen. Im folgenden Kapitel möchten wir Ihnen zwei Testformen erläutern, mit deren Hilfe Sie Ihre Trainingsgewichte ermitteln können.

Wichtig auch hier: ein vernünftiges Aufwärmprogramm. Wie das geht, steht auf S. 106. Achten Sie bei den Tests darauf, dass Sie die Bewegung exakt durchführen. Wenn die Kraft nachlässt, schleichen sich schnell ungenaue und fehlerhafte Bewegungen ein. Von Vorteil ist es, wenn Sie eine visuelle Kontrolle haben. Sie können sich dabei entweder selber im Spiegel beobachten oder einen Trainingspartner, Physiotherapeuten oder Sportlehrer bitten, die Übungen zu kontrollieren. Besonders Anfänger sind noch nicht in der Lage einzuschätzen, ob sie die Übung noch korrekt ausführen oder ob sie bereits Ausweichbewegungen machen.

Sie haben zwei Möglichkeiten, die Maximalkraft zu ermitteln. Anfän ger und Freizeitsportler sollten dabei unbedingt auf die zweite Methode zurückgreifen.

Dynamisch-progressiver Maximalkrafttest

Das hört sich komplizierter an, als es ist. Dynamisch-progressiver Maximalkrafttest bedeutet nichts anderes, als dass es sich um eine Bewegungsfolge mit ansteigenden Gewichten handelt. Ziel: die Ermittlung der individuellen Maximalkraft.

Vorsicht: Wenn Sie diese Testform durchführen möchten, sollten Sie in guter körperlicher Verfassung sein. Wenn auch nur ein Gelenk unter einer Bewegungseinschränkung leidet, greifen Sie lieber auf die zweite Testform zurück.

Und so geht's:

Stellen Sie das zu testende Gerät auf Ihre Körpergröße ein bzw. wählen Sie für die Übung eine rückenschonende Ausgangsstellung (liegend, Vierfüßlerstütz, Sitz oder stabiler Stand). Machen Sie zunächst zehn Wiederholungen mit einem geringen Widerstand. Die Muskeln prägen sich das Bewegungsmuster ein und sind so auf die noch folgenden höheren Gewichte besser vorbereitet.

Nach dieser Eingewöhnungsphase erhöhen Sie den Widerstand. Wählen Sie ein Gewicht, von dem Sie glauben, nur noch eine einzige Wiederholung schaffen zu können, und führen Sie die Übung durch. Wenn Sie die Übung korrekt ausgeführt haben, machen Sie eine Pause von zwei bis drei Minuten, erhöhen das Gewicht wieder ein wenig und wiederholen die Übung noch einmal. Das Ganze führen Sie so lange durch, bis Sie nicht mehr in der Lage sind, das gewählte Gewicht zu bewältigen.

Notieren Sie das höchste Gewicht, welches Sie einmalig und in korrekter Ausführung bewältigen konnten. Es entspricht Ihrer derzeitigen Maximalkraft bei der getesteten Bewegung.

Bestimmung der Maximalkraft durch das Wiederholungsmaximum

Bei der zweiten Testform handelt es sich nicht um ein stetig steigendes Gewicht. Hier ermitteln Sie die Maximalkraft über die Anzahl der durchgeführten Wiederholungen. Selbstverständlich führen Sie auch hier ein ausreichend intensives Aufwärmprogramm durch, bevor Sie mit dem Test beginnen. Dann wählen Sie ein Testgewicht aus, mit dem Sie mehrere Wiederholungen schaffen. Während der Ausführung zählen Sie die Anzahl der Wiederholungen, die Sie in korrekter Form absolvieren können.

Schaffen Sie mehr als zwanzig Wiederholungen, sollten Sie den Durchgang abbrechen, machen dann eine Pause von etwa drei Minuten und erhöhen das Übungsgewicht. Wiederholen Sie die Übung. Liegt die Wiederholungszahl jetzt unter zwanzig, notieren Sie die erreichte Anzahl. Je niedriger die Zahl der Wiederholungen ist, desto genauer kann die derzeitige Maximalkraft errechnet werden. Da die Belastungszeit länger ist als bei dem dynamisch-progressiven Test, sollte die Pausenzeit entsprechend verlängert werden (bis 5 Min.). Das gilt vor allem dann, wenn Sie mehr als zwei Testdurchgänge machen.

Zur weiteren Auswertung der Testdaten lesen Sie aus der Tabelle (Rühle 1992) die entsprechende prozentuale Leistung Ihrer Maximalkraft ab.

Leistung in %	100%	95%	90%	85%	80%	75%	70%	65%	60%	55%
Wiederholungen	1	2	3–4	5–6	7–8	9–10	11–13	14–16	17–20	21–24

Zum besseren Verständnis ein Beispiel: Wenn Sie neun Wiederholungen bei einem bestimmten Gewicht in korrekter Weise durchgeführt haben, entspricht das Gewicht fünfundsiebzig Prozent Ihrer maximalen Kraft an dem Übungsgerät.

Für die weitere Planung des Trainings benötigen Sie dennoch die hundertprozentige Leistung. Und diese können Sie durch folgende Formel errechnen:

$$\text{Maximalkraft} = \frac{\text{Trainingsgewicht x 100}}{\text{\% bei Wiederholungszahl}}$$

Zur Veranschaulichung erläutern wir das Vorgehen noch einmal an einem Beispiel: Sie ermitteln die Maximalkraft an einem Gerät und führen den Test wie vorher beschrieben durch. Beim letzten Durchgang schaffen Sie 15 Wiederholungen bei einem Gewicht von 35 Kilogramm. Ein Blick in die Tabelle sagt Ihnen, dass 15 Wiederholungen eine Leistung von 65 Prozent der Maximalkraft bedeuten. Die ermittelten Werte setzen Sie nun in die Formel ein:

$$\frac{\text{35 kg x 100}}{\text{65 \%}} = \text{Maximalkraft}$$

Dementsprechend ergibt sich eine Maximalkraftleistung von 53,85 kg.

Trainingsbeispiel:

Wenn Sie am getesteten Gerät ein lokales Muskelausdauertraining durchführen möchten, müssen Sie Ihre Maximalkraftleistung in eine 30–40-prozentige Kraftleistung umrechnen.
Das heißt: 53,85 kg : 100% x 35% = 18,85 kg

Folge: Sie sollten an diesem Gerät 3 Serien mit 15–20 Wiederholungen und einem Gewicht von 18,85 Kilogramm durchführen.

Damit kommen wir auch gleich zum ersten Problem: die Einstellung der Gewichte. Die meisten Trainingsgeräte haben Einteilungen von 5 Kilogramm. Doch keine Sorge: Sie können das Problem mit Hilfe der Wiederholungszahlen lösen. Runden Sie das Gewicht einfach auf 15 Kilogramm ab und führen Sie dann 25 Wiederholungen pro Serie durch. Wenn Sie lieber mit 20 Kilogramm trainieren wollen, also aufrunden, reduzieren Sie die Wiederholungszahl auf 12 bis 15 Wiederholungen.

Damit Sie bei der Fülle der Informationen die geeignete Testmethode auswählen können, haben wir die Vor- und Nachteile beider Methoden zur Ermittlung der maximalen Kraft an einem Übungsgerät tabellarisch noch einmal zusammengefasst.

	Vorteile	Nachteile
dynamisch-progressiver Maximalkrafttest	genaue Ermittlung der Maximalkraft	nicht für jeden durchführbar (Voraussetzung volle Belastbarkeit)
	kurze Testdauer	nur für ein Training mit Gewichtseinstellung (Test mit Theraband nicht möglich)
	wenige Berechnungen zur Ermittlung des Trainingsgewichts nötig	hohe körperliche Belastung
		Übermotivation z. B. bei Partnertests (Wer schafft mehr Gewicht?)
Maximalkrafttest durch das Wiederholungsmaximum	Methode für jeden Trainingszustand	Durchführung aufwendiger Rechnungen
	keine maximale Beanspruchung (sanfte Testform)	ungenaue Festlegung des Trainingsgewichtes (insbesondere bei hohen Wiederholungszahlen)
	Tests auch für Übungen ohne Gewichte möglich (z. B. Bauch- und Rückenmuskulatur)	

TRAININGSPLANUNG – GEWUSST WIE

Wer jeden Tag zum Training rennt und Gewichte stemmt bis zum Abwinken, begeht einen großen Fehler. Der Körper rächt sich für die Tortur, ermüdet, schlafft ab und in manchen Fällen stellt er sogar seinen Dienst ein. Kommen wir zum wichtigsten Bereich: der Trainingsplanung. Sie umfasst alle Maßnahmen zur sportlichen Leistungssteigerung und -erhaltung. Das lässt sich auch biologisch-medizinisch ganz einfach erklären: Durch systematische und wiederholte überschwellige Bewegungsreize kommt es in den Muskelzellen, den Kapillaren und Knochen zu so genannten funktionellen Anpassungserscheinungen. Mit anderen Worten: zu einer Leistungssteigerung!

Da Sie sich für ein sanftes Muskeltraining entschieden haben, sollte es nicht Ihr Ziel sein, bis zur völligen Erschöpfung zu trainieren. Im Gegenteil: Sie sollen durch ein systematisch aufgebautes Training eine stetige Leistungssteigerung erzielen, um der Wirbelsäule ausreichend Halt zu geben, die Knochen zu stärken, eventuelle Schmerzen zu lindern oder ihnen vorzubeugen. Das schließt den Wunsch nach Waschbrettbauch, knackigem Po und Wespentaille nicht aus.

Nur durch Pausen wird man stark

Für die Trainingsplanung von großer Bedeutung ist die Wechselbeziehung zwischen Belastung und Erholung. Die Kraft, die man sich durch Ziehen, Heben oder Drücken von Gewichten angeeignet hat, kann sich nämlich erst in der so genannten Wiederherstellungsphase entfalten. Die Wiederherstellungsphase umfasst den Zeitraum zwischen zwei aufeinander folgenden Belastungsreizen (Trainingseinheiten). Diese Zeitspanne, sie variiert zwischen 12 und 36 Stunden, ist sehr wichtig für den Körper. Nicht nur, dass er die Regeneration dringend nötig hat. Er stellt in dieser Phase auch eine erhöhte Leistungsfähigkeit her. Die Erholungsphase ist allerdings nicht gleichzusetzen mit absoluter Ruhe. Im Gegenteil. Um die Wiederherstellung der sportlichen Leistungsfähigkeit nach vorangegangenen Belastungen zu beschleunigen, können Sie einiges tun. Zu den wichtigsten Maßnahmen zählen:

- Abwärmen durch Stretching oder Dehnübungen, lockeres Joggen, Ausfahren mit geringer Intensität auf dem Fahrradergometer, Arbeiten an den Geräten ohne Gewichte oder mit sehr geringen Widerständen,
- Regenerationsmaßnahmen wie Sauna, Massage, heiße Bäder,
- viel trinken, am besten Mineralwasser oder gute Fruchtsäfte.

Auch die biorhythmischen Schwankungen, denen jeder Mensch unterliegt, spielen eine entscheidende Rolle. Die optimale Trainingszeit liegt am Morgen zwischen zehn und zwölf Uhr und am Abend zwischen achtzehn und zwanzig Uhr.

Das Phänomen der Superkompensation

So paradox es auch klingen mag, aber Sie müssen sich systematisch schwächen, um stärker zu werden. Egal, ob Sie nun Leistungs-, Fitness- oder Freizeitsportler sind. Das gemeinsame Ziel besteht darin, die Leistungsfähigkeit zu steigern. Dafür müssen im Körper Prozesse in Gang gesetzt werden, die Experten als «Superkompensation» bezeichnen. Der Organismus antwortet auf einen Reiz, in unserem Fall das Muskeltraining. Eine ausreichend intensive Belastung führt zu einer gewollten Störung des biologischen Gleichgewichts, im Fachjargon auch «Homöostasestörung» genannt.

In der Erholungsphase kommt es im Körper dann zu Anpassungserscheinungen, die zu einem höheren Leistungsstand führen. Man kann diese Vorgänge auch als eine Art Schutzmechanismus bezeichnen. Der Körper ist besser gewappnet, wenn die nächste sportliche Belastung auf ihn zukommt. Leistungssteigerungen, hervorgerufen durch das Superkompensationsphänomen, konnten in neueren Untersuchungen schon bei einem einmaligen Training pro Woche nachgewiesen werden. Das ist sicherlich eine gute Nachricht für alle, die aus Zeitgründen nicht öfter trainieren können.

Es gilt aber auch für das Muskeltraining die Faustregel: Wichtiger als die Dauer und die Intensität ist die Häufigkeit des Trainings. Erst bei einem zwei-, besser dreimaligen Training pro Woche kann man von einem optimalen Training sprechen.

Ideal ist es natürlich, wenn die nächste Trainingseinheit auf dem Gipfelpunkt der Superkompensationsphase stattfindet. Die erhöhte Leistungsfähigkeit erfährt durch den neuen Trainingsreiz zwar wieder einen Abfall. In der anschließenden Kompensationsphase steigt sie dann aber wieder über das Ausgangsniveau hinaus. Das Gegenteil, also ein Leistungsabfall, ist dann zu befürchten, wenn der neue Trainingsreiz in einen noch nicht abgeschlossenen Wiederherstellungsprozess fällt. Dabei wird der Organismus gefordert, ohne dass er genügend Energie hat. Es kommt zum so genannten Übertraining und damit zum Leistungsabfall.

Für Anfänger gilt: Lassen Sie Ihrem Körper zunächst zwei Tage Zeit, sich zu erholen. Trainierte brauchen nur noch einen Tag Pause.

Zum besseren Verständnis der verschiedenen Phasen können Sie sich nachstehende Abbildung noch einmal genauer betrachten.

Superkompensation

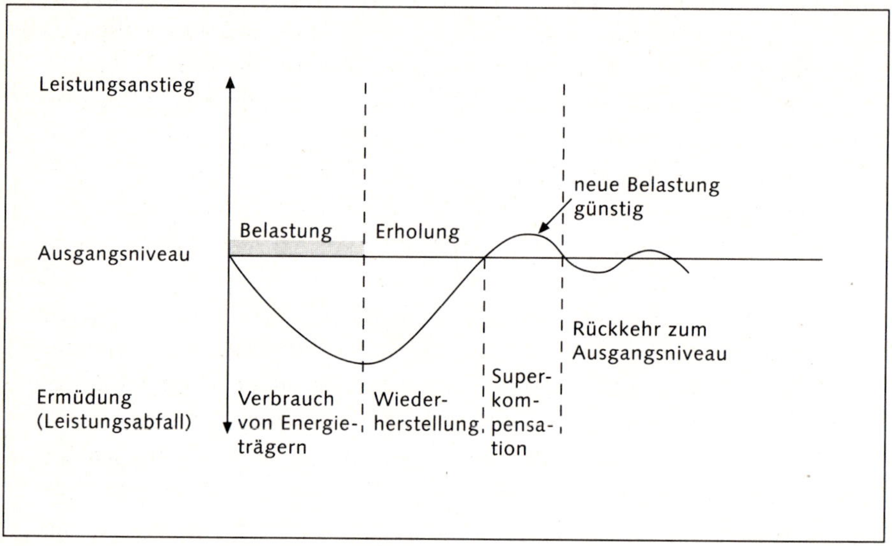

nach: Hartmann/Tünnemann 1993

WAS SIE SONST NOCH WISSEN MÜSSEN

Neben den beschriebenen Trainingstipps und Übungsbeispielen sind auch die Wahl der geeigneten Trainingsgeräte, die Regenerationsmaßnahmen und die richtige Atmung entscheidend für den Erfolg des Trainings.

Die Wahl der geeigneten Geräte

Es gibt spezielle Krafttrainingsgeräte, so genannte Zugapparate. Wie Sie auf den verschiedenen Fotos erkennen können, handelt es sich dabei um gestapelte Gewichte, die mit Hilfe eines Seilzugs in Bewegung gesetzt werden können.

Diesen Seilzug kann man in unterschiedlicher Höhe fixieren. Zugbewegungen sind also von unten, oben oder horizontal möglich. Optimal ist es, wenn an dem Gerät eine horizontale Befestigung (sieht aus wie ein Galgen) verankert ist. Dadurch können auch einige Übungen bis zur Schulterhöhe durchgeführt werden. Auch zwei parallel verlaufende Seilzüge erweitern das Übungsspektrum. Mit ihnen können beide Arme gleichzeitig trainiert werden. Ebenfalls zu beachten ist, dass es verschiedenartige Griffe, Stangen und Fußschlaufen für den Zugapparat gibt. Achten Sie bei den unterschiedlichen Übungen darauf.

Viele der beschriebenen Zugapparat-Übungen können auch mit einem Theraband durchgeführt werden.

Der wichtigste Unterschied: Beim Zugapparat ist das Gewicht in jeder Bewegungsphase gleich, beim Theraband steigt die Zugkraft, je stärker gedehnt wird. Der große Vorteil des Therabandes: Sie können es fast überall mit hinnehmen, sozusagen ein Fitnessstudio im Taschenformat.

Bei der Wahl der speziellen Trainingsgeräte, für deren Nutzung Sie in ein Rehazentrum oder Fitnessstudio gehen müssen, haben wir abschließend einige Hilfen zusammengestellt:

- Die Trainingsgeräte sollten für die Körpergröße individuell einstellbar sein. Das gilt sowohl für die Sitzhöhe als auch spezielle Einstellungen für die Länge der Ober- oder Unterschenkel (z. B. Kniebeuger, Kniestrecker).
- Die Dreh- und Bewegungsachsen des Gerätes sollten mit denen des eigenen Körpers übereinstimmen. Ist dies nicht möglich, schädigen Sie das eigene Gelenk. Als Beispiel der Kniestrecker: Denken Sie sich eine Linie, die durch beide Knie verläuft. Das Ende der Linie sollte im Mittelpunkt der Drehachse des Übungsgerätes liegen.
- Die Gewichtseinstellung sollte in kleinen Größen möglich sein. Das bedeutet, dass die Gewichtsplatten nicht schwerer als fünf Kilogramm sein sollten. Optimal sind Gewichte mit zweieinhalb Kilogramm. Je

kleiner die Einheiten, desto genauer kann die Trainingsplanung erfolgen (siehe Ermittlung der Trainingsgewichte). Die Rückenlehnen oder Bänke sollten so aufzustellen sein, dass Sie mit einem geraden Rücken trainieren können. Optimal sind individuell verschiebbare Lendenkissen, die den Hohlraum der unteren Lendenwirbelsäule ausfüllen.

Weitere Trainingstipps:

- Die Trainingsgeräte sollten nicht zu dicht nebeneinander stehen. Es ist von Vorteil, wenn Sie so viel Platz haben, dass Sie zwischen den Trainingssätzen von dem Gerät aufstehen können, um Lockerungs- und Dehnübungen durchzuführen.
- Ist der Trainingsraum mit Sportlern überfüllt, müssen Sie an verschiedenen Übungsgeräten zu lange warten. Folge: Sie kühlen aus und eine Erkältung oder Muskelverletzung ist vorprogrammiert.
- Von Vorteil ist ein heller und gut belüfteter Trainingsraum. In freundlicher Atmosphäre macht das Training viel mehr Spaß. Ein zusätzlicher Ansporn kann Musik sein, die Ihnen gut gefällt.
- Wir möchten Ihnen im Folgenden Übungen sowohl mit als auch ohne Hilfsmittel vorstellen. Zu den Hilfsmitteln gehören Kraftmaschinen, Hanteln oder Therabänder. Mit den beiden letztgenannten können Sie ein effektives Muskeltraining auch zu Hause durchführen. Zugapparate und Kraftmaschinen finden Sie in fast allen Fitnessstudios und ambulanten Rehabilitationszentren. Beginnen möchten wir mit den verschiedenen Möglichkeiten, die Bauchmuskulatur zu trainieren. Bei allen Übungen zur Kräftigung der Bauchmuskulatur müssen Sie darauf achten, die Übungen langsam oder statisch (haltend) durchzuführen. Bauchmuskeln verfügen größtenteils über langsam reagierende Muskelfasern. Schnelle Bewegungen gehen am Ziel vorbei. Zu jeder Übung finden Sie eine Trainingsempfehlung (wie viel Gewicht oder Krafteinsatz und wie viele Wiederholungen). Sie gelten sowohl für Anfänger als auch Fortgeschrittene. Umfangreiche Tipps zur Trainingsgestaltung finden Sie auf Seite 106–117.

8. Kapitel

Die Übungen

BAUCHMUSKELTRAINING – EIN FLACHER BAUCH IST MÖGLICH

Übung zur Kräftigung der geraden Bauchmuskeln

Begeben Sie sich in die Rückenlage und winkeln Sie die Beine im rechten Winkel an. Die Fußspitzen zeigen in Richtung Decke, die Fersen stemmen Sie in den Boden. Heben Sie den Kopf leicht an und verschränken Sie die Arme in Höhe der Halswirbelsäule hinter dem Kopf. Versuchen Sie nun, Schultern und Schulterblätter vom Boden abzuheben, ohne einen Rundrücken zu machen. Zwei Varianten sind möglich:

- Sie halten die Endstellung so lange, wie Sie können, und machen eine Minute Pause und wiederholen die Übung viermal, oder
- Sie heben und senken den Oberkörper so oft, wie es Ihnen möglich ist, ohne die Schulter wieder auf den Boden zu legen. Sie wiederholen die Übung viermal und machen dazwischen eine Minute Pause.

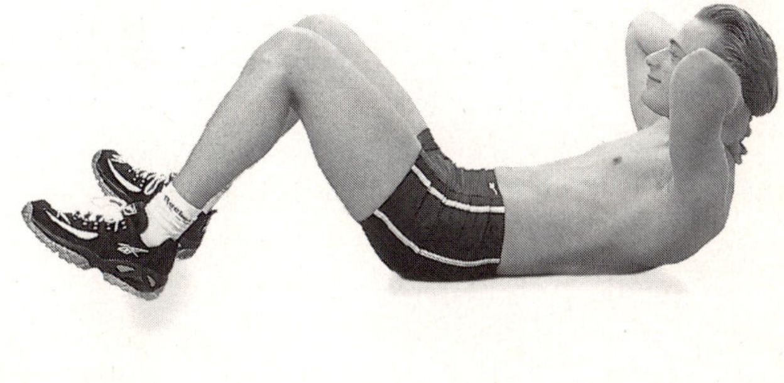

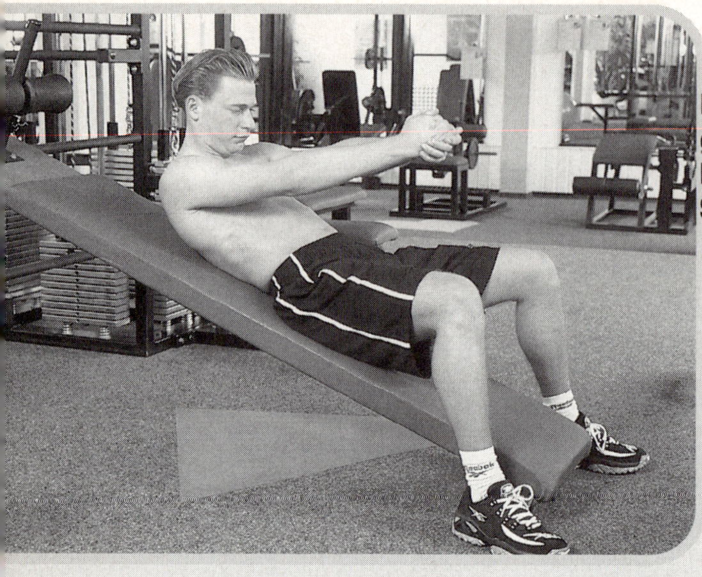

Kräftigung der geraden Bauchmuskulatur auf der Schrägbank

Legen Sie sich in Rückenlage auf eine Schrägbank. Stellen Sie die Füße stützend seitlich neben die Schrägbank und strecken Sie die Arme nach vorne. Dann heben und senken Sie den geraden Oberkörper so oft, wie Sie können, ohne ihn wieder ganz abzulegen. Wiederholen Sie die Übung viermal und machen Sie dazwischen immer eine Minute Pause.

>> Kräftigung der schrägen Bauchmuskeln

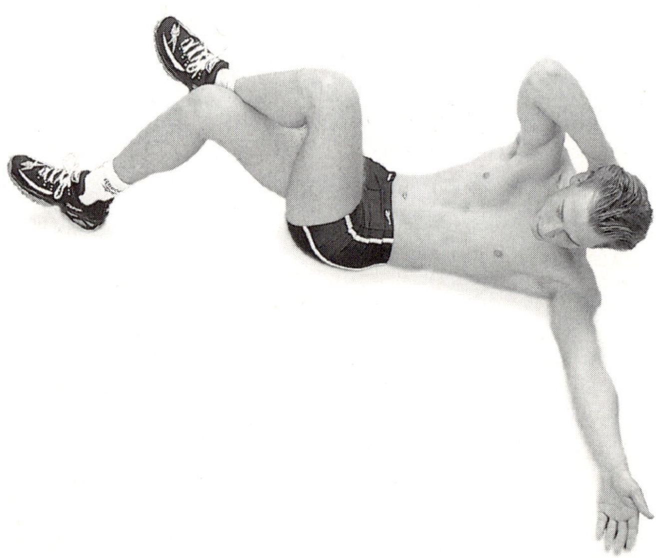

Kräftigung der schrägen Bauchmuskeln

Legen Sie sich auf den Rücken, überkreuzen Sie ein Bein. Legen Sie die Hand des gegenüberliegenden Armes in den unteren Bereich der Halswirbelsäule und versuchen Sie dann, den Oberkörper schräg aufzurichten, indem Sie die Schulter zum angewinkelten Bein führen. Heben und senken Sie den Oberkörper so oft, wie es Ihnen möglich ist. Wiederholen Sie die Übung viermal auf jeder Seite und machen Sie dazwischen immer eine Minute Pause

Dehnung der Bauchmuskulatur

Legen Sie sich auf den Bauch und versuchen Sie, den Oberkörper mit den Händen nach oben zu drücken. Lassen Sie den Bauch entspannt «hängen».

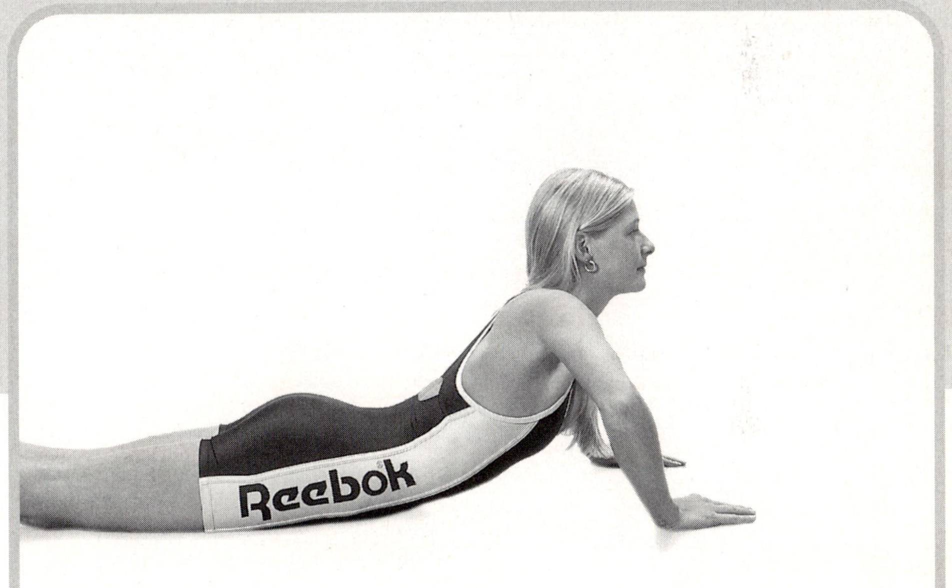

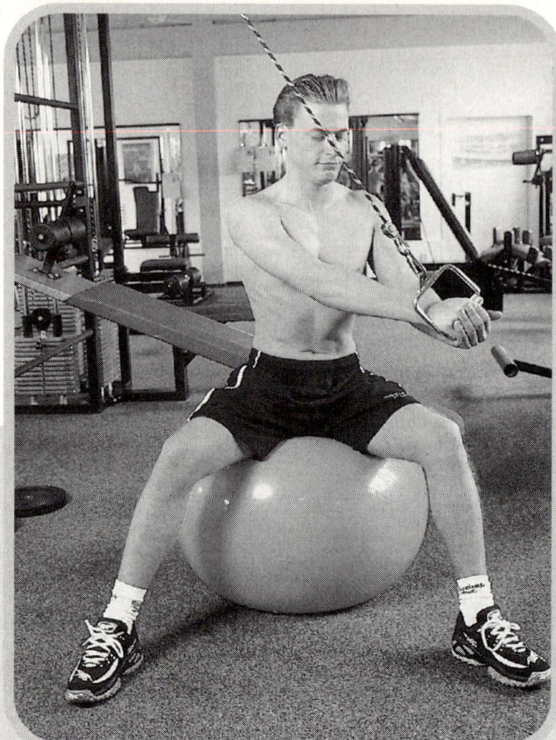

Kräftigung der schrägen Bauchmuskeln mit dem Zugapparat

Begeben Sie sich in den aufrechten Sitz auf einem Stuhl oder Ball (parallel zum Zugapparat). Fassen Sie den Griff mit fast gestreckten Armen schräg oben und führen Sie das Seil diagonal nach unten. Winkeln Sie dabei die Arme an. Wiederholen Sie die Übung zwanzigmal. Machen Sie dann eine Minute Pause. Das Ganze wiederholen Sie viermal. Das Gewicht beträgt 60 Prozent der Maximalkraft.

>> Kräftigung der unteren Bauchmuskeln

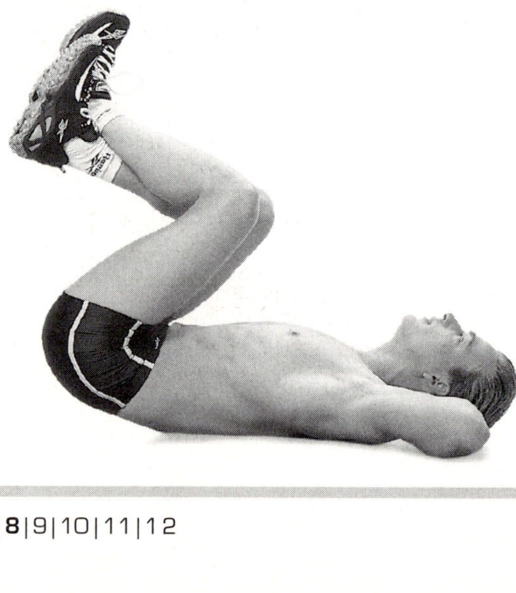

Kräftigung der unteren Bauchmuskulatur

Wenn Sie bereits über eine gut entwickelte Bauchmuskulatur verfügen, bietet sich auch das Training der unteren Bauchmuskeln an.

Legen Sie sich auf den Rücken. Die Beine sind in einem rechten Winkel vom Boden abgehoben. Sie können die Beine auch überkreuzen. Versuchen Sie nun, das Gesäß ohne Schwung vom Boden abzuheben, kurz zu halten und wieder abzusenken. Wenn Ihnen das gelingt, heben und senken Sie das Gesäß so oft, wie es Ihnen möglich ist. Wiederholen Sie die Übung so oft, wie Sie können, und machen Sie dazwischen eine Minute Pause (4 Serien).

Kräftigung der unteren Bauchmuskulatur auf der Schrägbank

Legen Sie sich in Rückenlage auf eine Schrägbank. Halten Sie sich mit den Händen an den oberen Griffen fest. Winkeln Sie die Beine im rechten Winkel an und heben und senken Sie das Gesäß ohne Schwung. Wiederholen Sie die Übung so oft, wie Sie können, und machen Sie dazwischen eine Minute Pause (4 Serien).

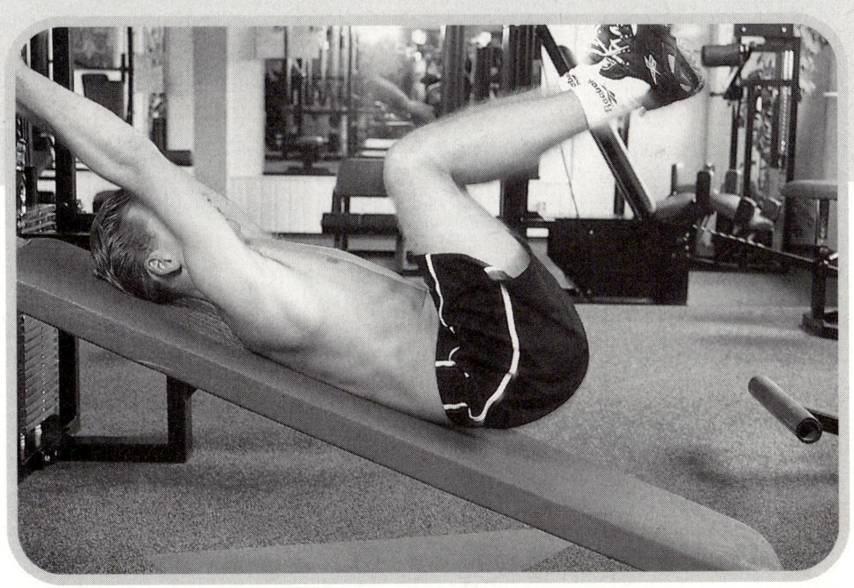

Dehnung der Bauchmuskulatur

Legen Sie sich mit ausgestreckten Beinen und Armen auf den Rücken. Machen Sie sich dabei so lang wie möglich, ohne dass ein Hohlkreuz entsteht.

RÜCKENMUSKELTRAINING – BREITES KREUZ, GESUNDER RÜCKEN

Die Übungen zur Kräftigung der Rückenmuskulatur finden in der Bauchlage statt. Auch hier sollten Sie eine Grundspannung einnehmen. Legen Sie dabei die Stirn auf die Unterlage und stellen die Fußspitzen auf. Strecken Sie die Beine so, dass die Kniescheiben den Boden verlassen, und spannen Sie das Gesäß an. Unterlagern Sie das Becken mit einem zusammengerollten Handtuch oder einer Nackenrolle.

Kräftigung der Rückenmuskulatur mit angewinkelten Armen

Legen Sie sich in Grundspannung auf den Bauch. Winkeln Sie die Arme in U-Form an und heben Sie sie vom Boden ab, sodass sich die Schulterblätter annähern. Sie können die Übung intensivieren, indem Sie ein Theraband in den Händen halten und durch leichten Zug eine erhöhte Spannung aufbauen. Halten Sie die Arme für etwa zehn Sekunden abgehoben und machen Sie dann eine kurze Pause. Wiederholen Sie die Übung zehn- bis zwanzigmal.

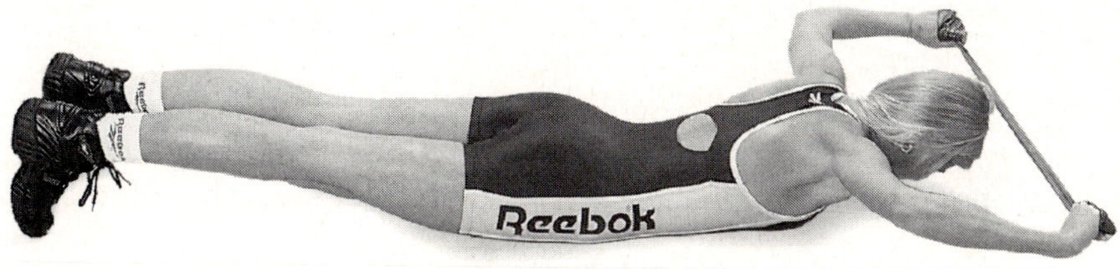

>> Kräftigung der Rückenmuskulatur
mit angewinkelten Armen

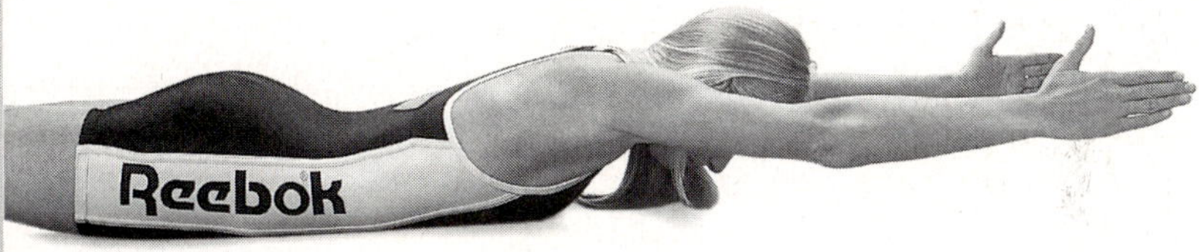

Kräftigung der Rückenmuskulatur mit ausgestreckten Armen

Begeben Sie sich in Grundspannung in die Bauchlage. Strecken Sie die Arme nach vorne aus und heben Sie sie vom Boden ab. Zur Intensitätssteigerung nehmen Sie jeweils eine Hantel in die Hand. Halten Sie die Arme für etwa zehn Sekunden abgehoben und machen Sie dann eine kurze Pause. Wiederholen Sie die Übung zehnmal.

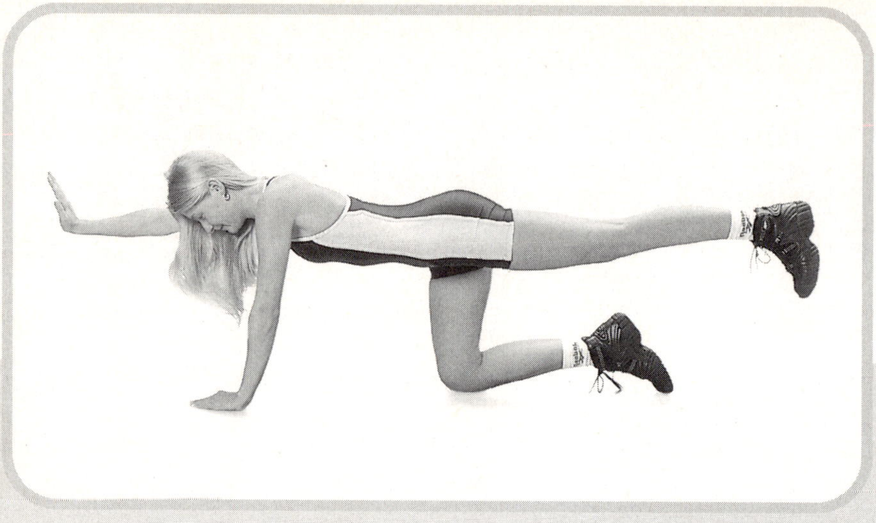

Kräftigung der Rückenmuskulatur im Vierfüßlerstand

Begeben Sie sich in den Vierfüßlerstand. Spannen Sie die Rumpfmuskulatur so an, dass weder ein Hohlkreuz noch ein Rundrücken entsteht. Ohne die Körperhaltung zu ändern, strecken Sie einen Arm nach vorne aus und das diagonale Bein nach hinten. Achten Sie darauf, dass die Hand nicht höher geht als die Schulter und der Fuß nicht höher als die Hüfte. Wiederholen Sie die Übung zehnmal zu jeder Seite.

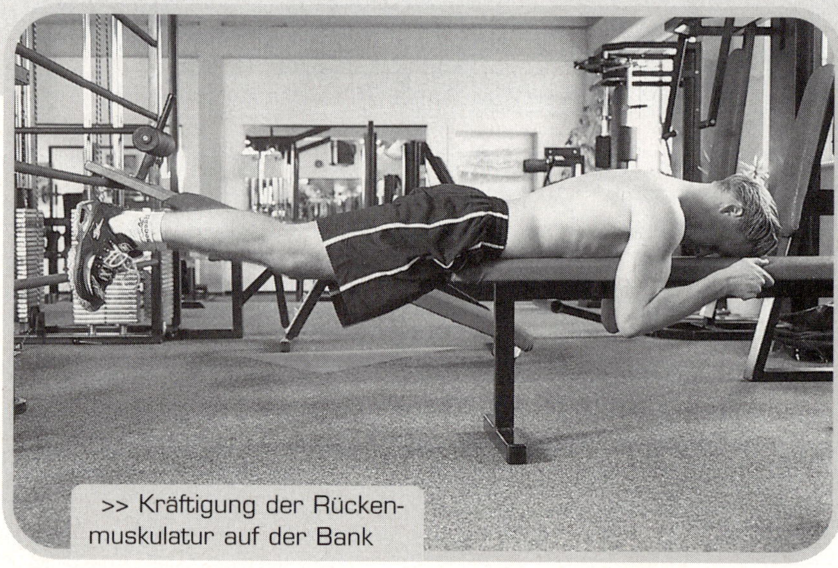

>> Kräftigung der Rückenmuskulatur auf der Bank

Kräftigung der Rückenmuskulatur auf der Bank

Legen Sie sich in Bauchlage auf eine ausreichend hohe Bank. Das Becken liegt nicht auf. Mit den Händen halten Sie sich an den Seiten fest. Die Stirn legen Sie auf. Versuchen Sie nun, die Beine ohne Schwung nach hinten wegzustrecken, bis Sie in eine waagerechte Position kommen (nicht höher). Halten Sie die Beine einige Sekunden, bevor Sie sie wieder absetzen. Wiederholen Sie die Übung anfangs zehn-, später zwanzigmal.

Kräftigung der Rückenmuskulatur an einem speziellen Trainingsgerät

Legen Sie die gestreckten Beine auf einer Bank ab. Die Fersen klemmen Sie unter die Befestigung. Oberkörper und obere Beckenknochen sind frei. Legen Sie die Hände an den Hinterkopf, die Ellbogen zeigen nach außen. Der Oberkörper wird nach unten gebeugt bis zu einem rechten Winkel zwischen Oberkörper und Beinen. Anschließend wird der gestreckte Oberkörper wieder aufgerichtet bis zur waagerechten Position. Möchten Sie die kleinen Rückenstreckmuskeln trainieren, müssen Sie den Oberkörper langsam aufrollen bis in die waagerechte Position. Wiederholen Sie die Übung anfangs acht-, später fünfzehnmal.

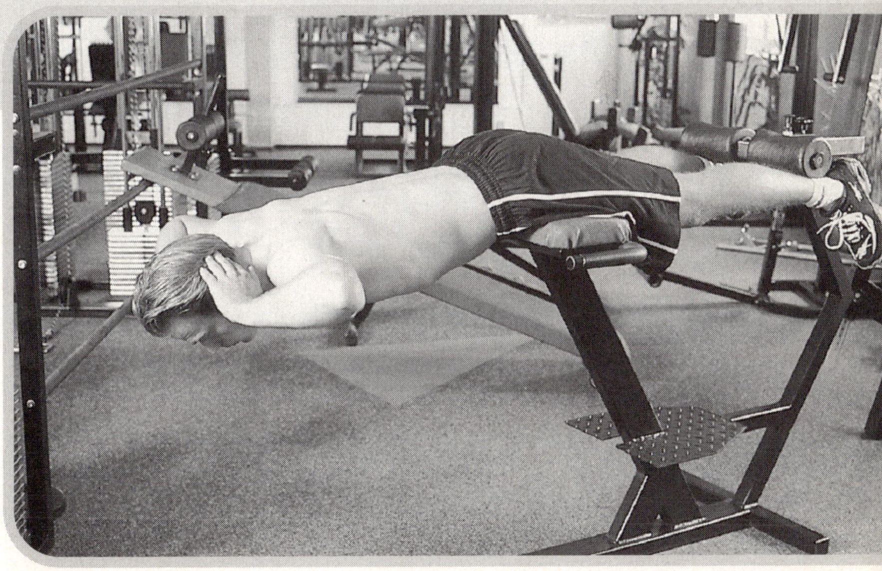

Die oben beschriebene Übung kann auch als statisches Training der Rückenstrecker durchgeführt werden. Die Ausgangsstellung ist die gleiche. In jeder Hand halten Sie eine Hantel und strecken abwechselnd die Arme in Verlängerung der Wirbelsäule oder ziehen die nach unten hängenden Arme in Ruderbewegungen zum Körper heran (Arme in Schulterhöhe beugen, Ellbogen ziehen zur Decke). Der Oberkörper bleibt während der Ausführung in waagerechter Position (maximal 15–20 Sekunden halten).

Dehnübung für die Rückenmuskulatur

Legen Sie sich auf den Rücken und kauern Sie sich zusammen. Umfassen Sie mit den Armen die Oberschenkel und ziehen Sie den Oberkörper und den Kopf in Richtung Knie.

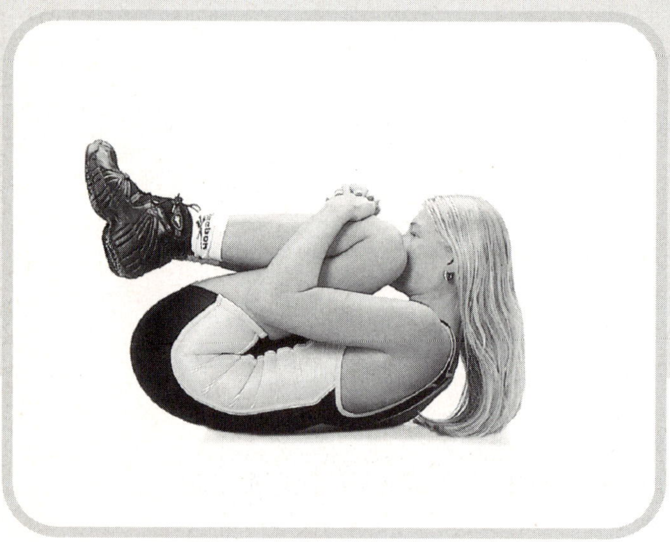

HANTELTRAINING – KLEINE EISEN, GROSSE WIRKUNG

Wichtig sind zunächst die Anfangsgewichte für die Hantelübungen: Empfehlenswert sind ein Kilo für Frauen und zwei Kilo für Männer. Trainierte Personen können auch höhere Gewichte benutzen. Wichtig bei der Ausführung ist ein stabiler Stand, bei dem ebenfalls die Grundspannung eingenommen wird. Das heißt, Sie spannen die Rumpfmuskulatur so an, dass die Wirbelsäule stabil gehalten werden kann.

Kräftigung der Schulter-, Nacken- und Oberarmmuskulatur

Begeben Sie sich in den hüftbreiten Stand. Beugen Sie die Beine leicht und spannen Sie Bein- und Gesäßmuskeln an. Heben und senken Sie die Hanteln abwechselnd nach oben und unten. Wiederholen Sie die Übung in vier Serien fünfzehnmal. Machen Sie immer eine Minute Serienpause.

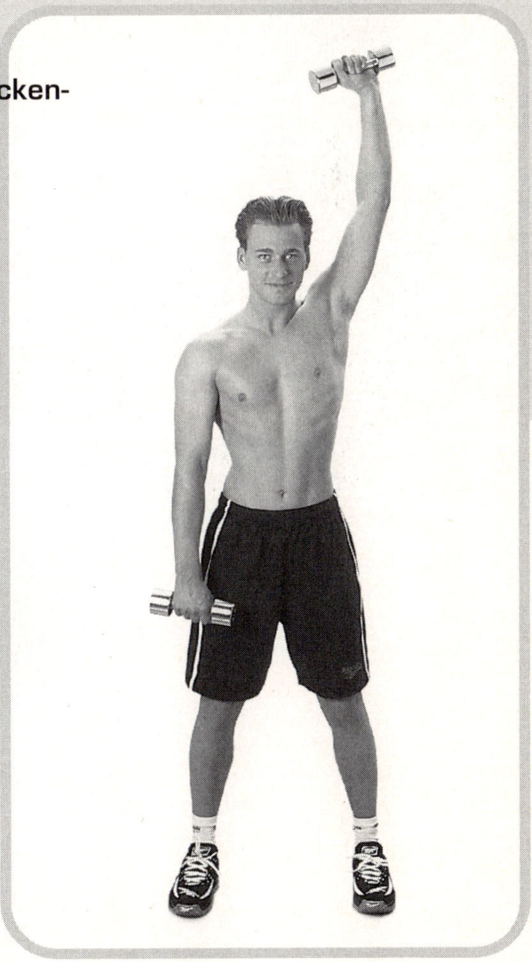

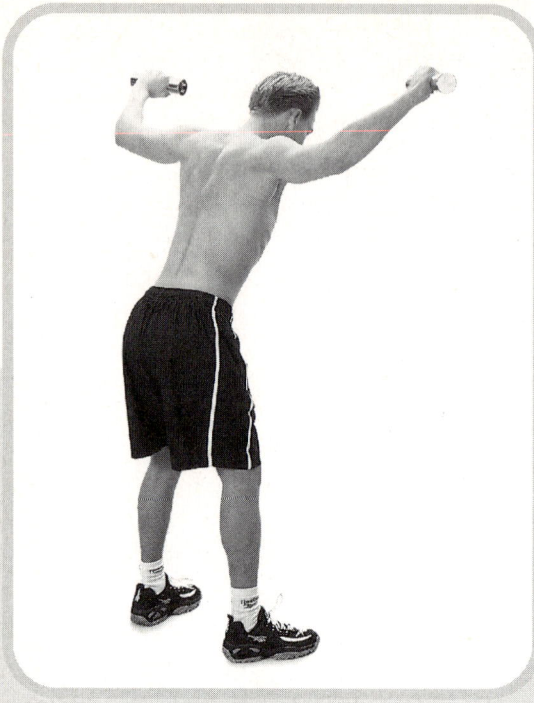

Kräftigung des Trapezmuskels

Stellen Sie sich hüftbreit hin, beugen Sie die Beine leicht an und spannen Sie die Bein- und Gesäßmuskulatur. Führen Sie die Arme von vorne unten nach seitlich oben. Wiederholen Sie die Übung in vier Serien zwölfmal, machen Sie eine Minute Serienpause.

>> Kräftigung des Trapezmuskels und des Rückenstreckers

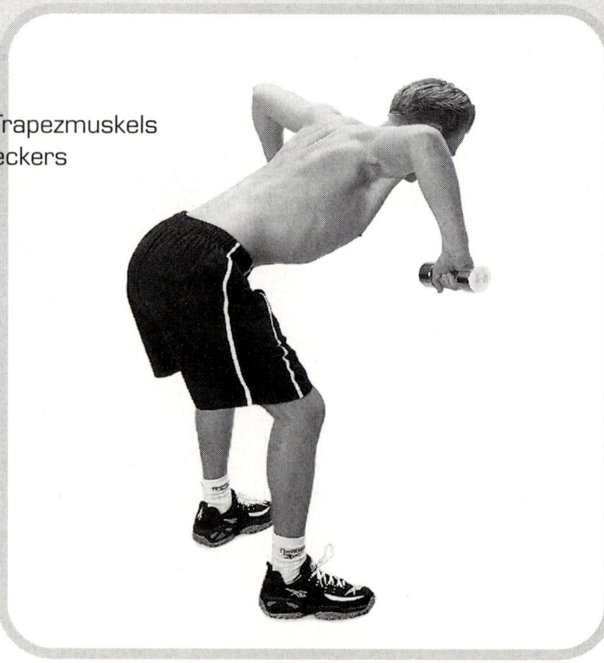

Kräftigung des Trapezmuskels und des Rückenstreckers

Stellen Sie sich etwas mehr als schulterbreit hin. Beugen Sie die Beine und neigen Sie den Oberkörper nach vorne. Beobachten Sie sich im Spiegel und schauen Sie, ob der Rücken gerade ist. Führen Sie die Hanteln von vorne unten nach seitlich oben. Wiederholen Sie die Übung in vier Serien zwölfmal.

Dehnübung der hinteren Schultermuskulatur

Ausgangsstellung ist der hüftbreite Stand. Strecken Sie den Arm in Schulterhöhe vor den Körper. Eine Hand umfasst die Rückseite des Armes und zieht den Arm an den Körper heran.

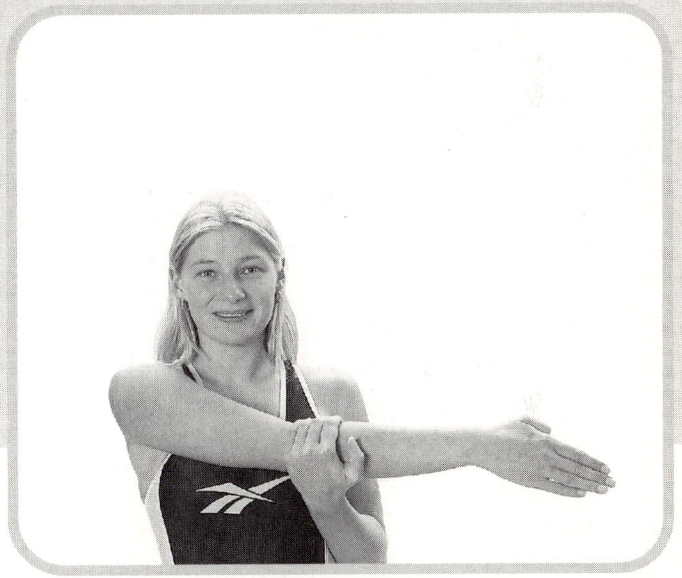

ZUGAPPARAT – MIT SANFTEM ZUG ZU EINEM STARKEN RÜCKEN

Zugapparate sind äußerst vielseitig verwendbare Trainingsgeräte. Die Gewichte lassen sich je nach individuellem Leistungsstand einstellen. Für alle Übungen gilt, dass sie langsam und mit Gefühl durchgeführt werden sollten. Achten Sie stets auf die korrekte Körperhaltung (Spiegel oder Trainingspartner).

Wer keinen Zugapparat zur Verfügung hat, kann die vorgestellten Übungen mit dem sehr vielseitigen Thera- oder Stretchband durchführen. Es gibt die elastischen Bänder in verschiedenen Bandstärken, den individuellen Kraftverhältnissen angepasst. Sie bekommen die Bänder in Sportfachgeschäften oder in Sanitätshäusern für etwa 20 Mark.

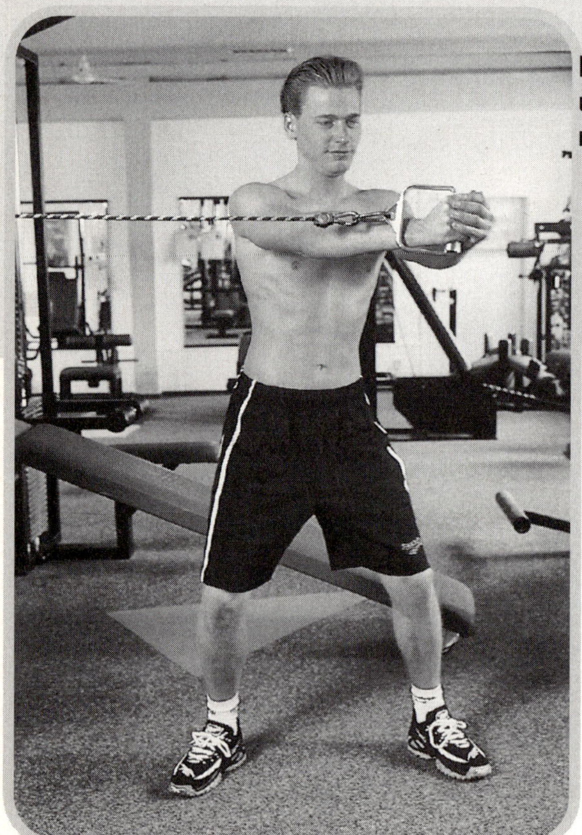

Kräftigung der geraden und schrägen Bauchmuskeln

Stellen Sie sich aufrecht und seitlich zum Zugapparat (Befestigung des Zugapparates in Brusthöhe). Falten Sie die Hände und halten Sie den Griff des Zugapparates in Brusthöhe vor dem Körper. Führen Sie die leicht gestreckten Arme seitlich am Körper vorbei, ohne den Oberkörper mitzudrehen. Wiederholen Sie die Übung zu beiden Seiten in vier Serien fünfzehnmal und machen Sie jeweils eine Minute Serienpause.

Kräftigung der seitlichen Bauchmuskulatur

Befestigen Sie den Zugapparat auf etwa 150 cm Höhe. Legen Sie sich auf den Rücken, Kopf liegt am Zugapparat. Winkeln Sie die Beine an, die Fersen sind am Boden, Fußspitzen zeigen zur Decke. Beide Hände fassen den Griff und ziehen in Richtung linkes Knie. Richten Sie dabei Ihren Oberkörper so weit auf, dass die Schulterblattspitzen den Boden verlassen. Beim Zurückgehen legen Sie sich nicht wieder ganz zurück, sondern halten die Spannung.

Anschließend ziehen die Arme zum rechten Knie. Wiederholen Sie die Übung in vier Serien zwölfmal. Die Pause zwischen den Serien beträgt eine Minute.

Kräftigung der geraden Bauchmuskeln

Befestigen Sie den Zugapparat auf etwa 150 cm Höhe. Legen Sie sich auf den Rücken, der Kopf liegt am Zugapparat. Winkeln Sie die Beine an, die Fersen sind am Boden, Fußspitzen zeigen zur Decke. Beide Hände fassen den Griff und ziehen gerade zu den Beinen. Richten Sie dabei Ihren Oberkörper so weit auf, dass die Schulterblattspitzen abheben. An der höchsten Stelle angelangt, halten Sie die Spannung etwa fünf Sekunden. Wiederholen Sie die Übung in drei Serien zehnmal und machen Sie eine Minute Serienpause.

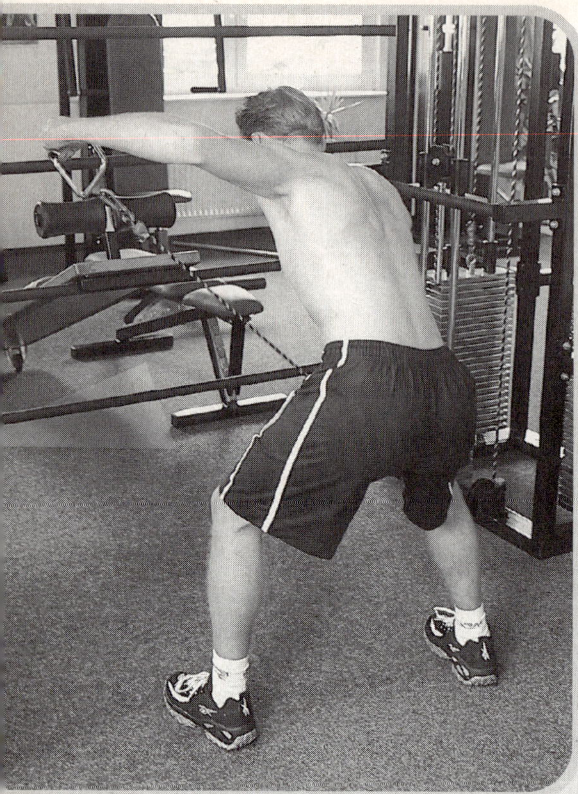

Kräftigung der gesamten Bauchmuskulatur, der Schulter- und Armmuskulatur

Ausgangsstellung ist der Stand seitlich zum Zugapparat. Die Befestigung des Griffes ist weit unten. Der Oberkörper ist leicht vorgebeugt. Die Zugbewegung verläuft diagonal nach oben. Endposition ist dabei etwas über Schulterhöhe. Wiederholen Sie die Übung zu jeder Seite in vier Serien zwölfmal und machen Sie immer eine Minute Serienpause.

Kräftigung der Brust- und Bauchmuskulatur

Ausgangsstellung ist der aufrechte Sitz seitlich zum Zugapparat. Befestigen Sie den Griff weit über Kopfhöhe. Stellen Sie die Beine weit auseinander. Führen Sie das Band diagonal vor dem Oberkörper von oben nach unten. Wiederholen Sie die Übung zu jeder Seite in drei Serien zwölfmal und machen Sie jeweils eine Minute Serienpause.

Übung zur Kräftigung der Brust-, Schulter- und Rückenmuskulatur

Legen Sie sich in Rückenlage auf eine Bank. Fassen Sie die Stange des Zugapparates (Befestigung von oben) mit schmalem Griff. Überkreuzen Sie die rechtwinklig gebeugten Beine. Ziehen Sie das Gewicht bis auf die Brust herunter und geben Sie wieder nach, ohne die Arme vollständig zu strecken. Wiederholen Sie die Übung in vier Serien zwölfmal, machen Sie dazwischen immer eine Minute Pause.

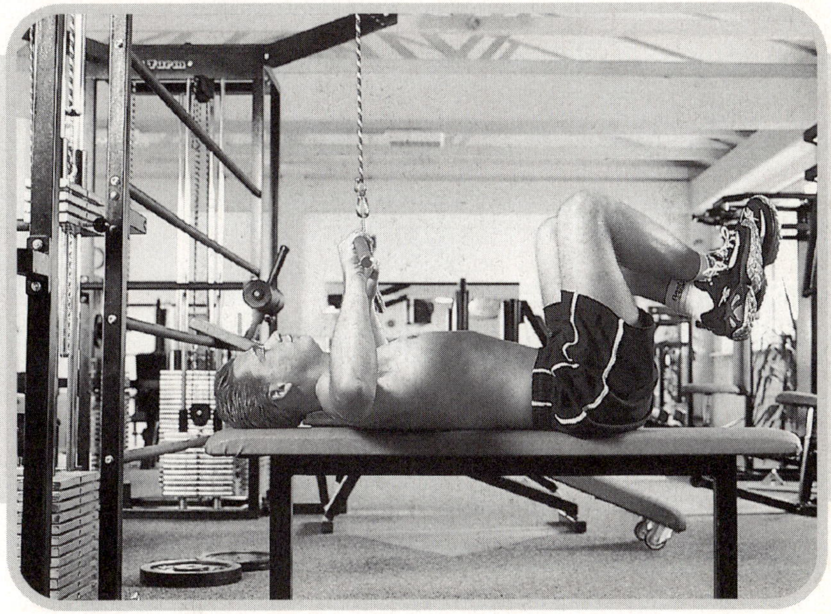

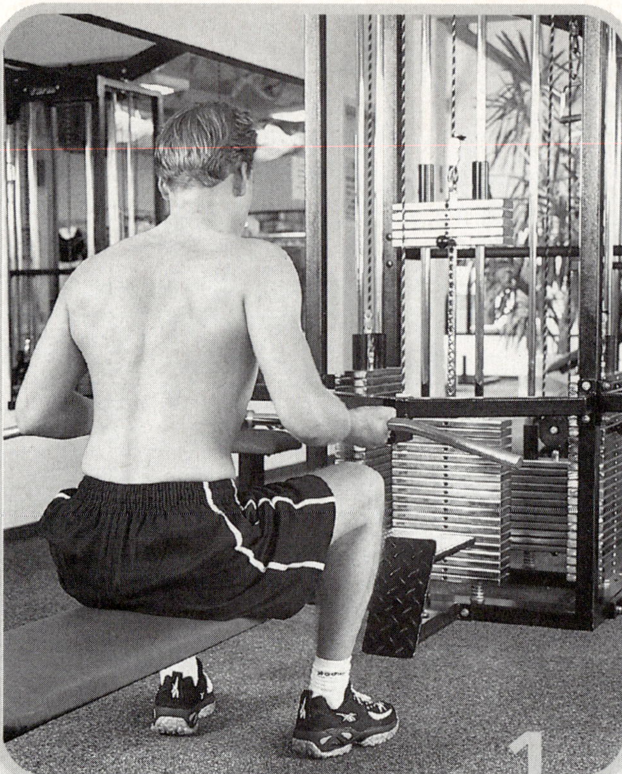

1

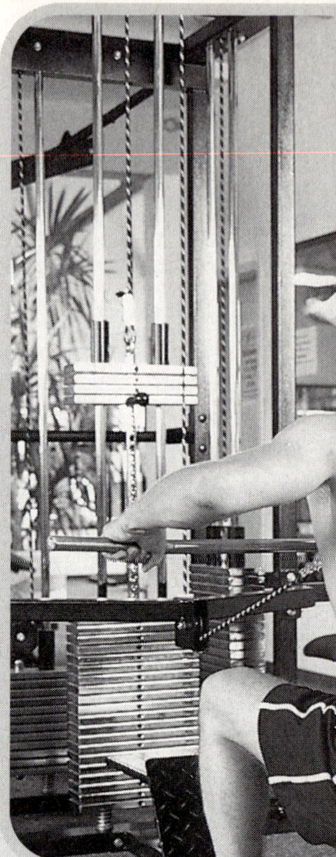

Übung zur Kräftigung des Bizeps, des großen Rückenmuskels und der Zwischenschultermuskulatur

1 Setzen Sie sich aufrecht vor den Zugapparat. Umfassen Sie die Stange schulterbreit von unten und ziehen Sie die Stange zum Körper hin und wieder weg, ohne die Arme vollständig zu strecken. Wiederholen Sie die Übung in vier Serien zwölfmal und machen Sie immer eine Minute Serienpause.

Übung zur Kräftigung der Arm-, Nacken-, Rücken- und Schultergelenkmuskulatur

2 Setzen Sie sich aufrecht vor den Zugapparat. Fassen Sie die Stange von oben. Ziehen Sie die Stange in Brusthöhe zum Körper heran und langsam wieder weg, ohne die Arme vollständig zu strecken. Wiederholen Sie die Übung in vier Serien zwölfmal, machen Sie nach jeder Serie eine Pause von einer Minute.

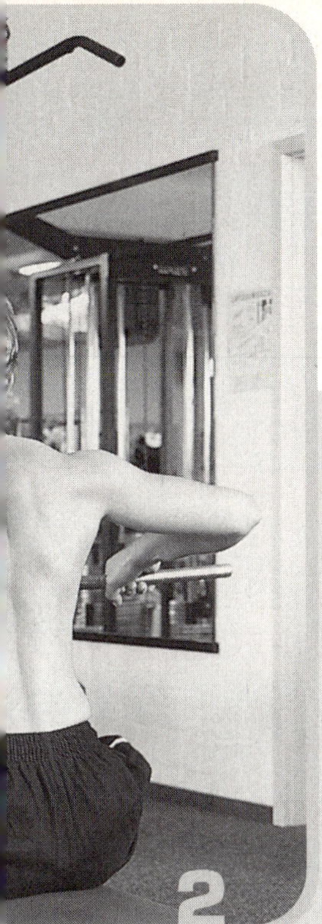

2

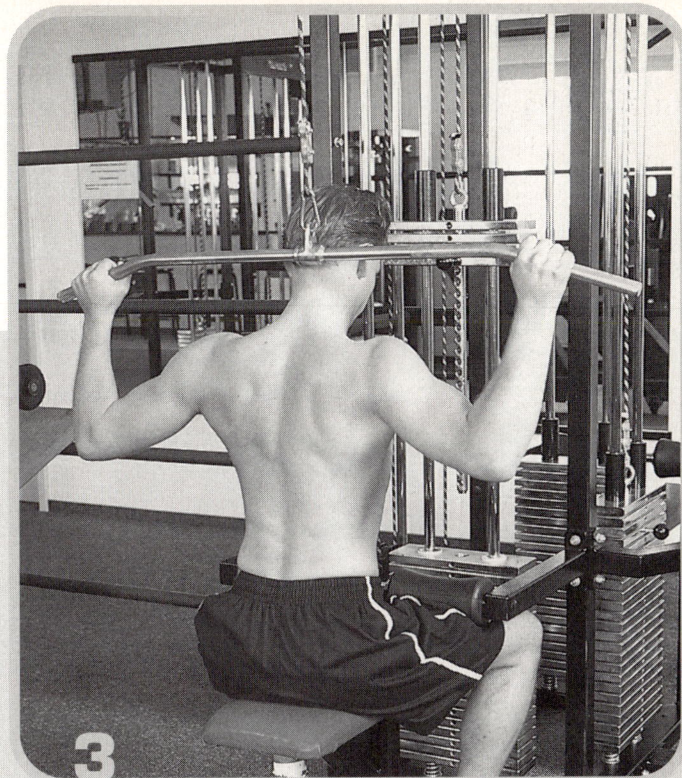

3

Übung zur Kräftigung der Schulter-, Rücken- und Nackenmuskulatur

3 Setzen Sie sich aufrecht je nach Länge des Galgenarmes (Befestigung über Kopf) vorwärts oder rückwärts (kurzer Ausläufer) zum Zugapparat. Greifen Sie die Stange mit einem weiten Griff (mehr als schulterbreit) und ziehen Sie die Stange hinter den Kopf, ohne sich nach vorne zu beugen, und lösen Sie anschließend die Spannung. Wiederholen Sie die Übung in vier Serien fünfzehnmal und machen Sie jeweils eine Minute Serienpause.

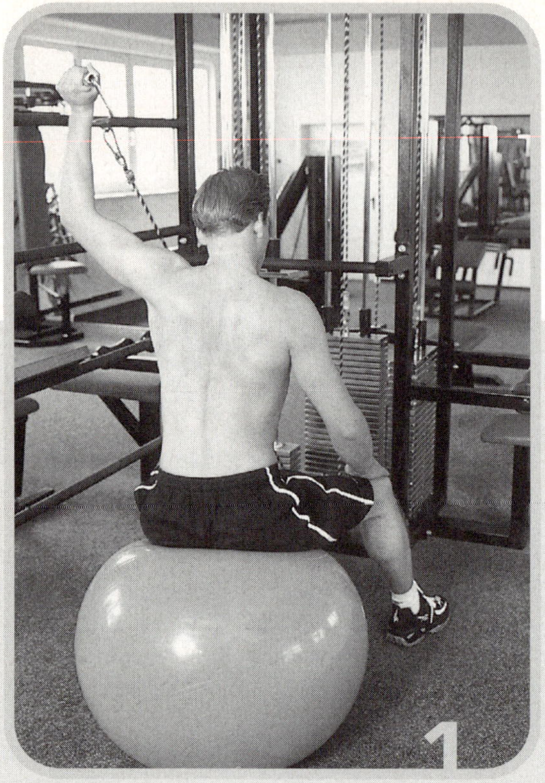

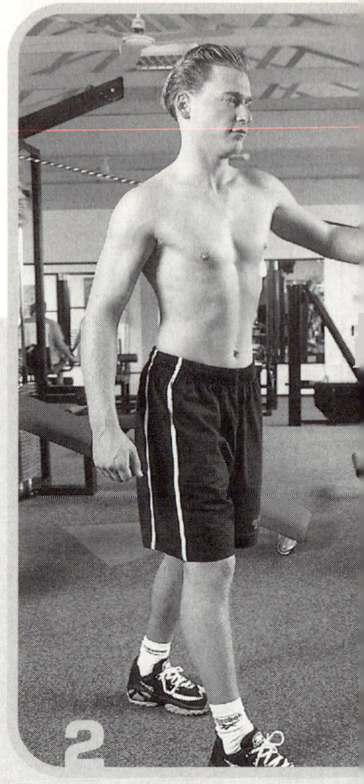

Übung zur Kräftigung der Rücken-, Nacken- und Schultermuskulatur

1 Setzen Sie sich aufrecht vor den Zugapparat. Greifen Sie den ganz unten installierten Griff und führen Sie den Arm von vorne unten nach seitlich oben. Achten Sie darauf, dass der Zug eng am Körper geführt wird: Erst den Ellenbogen über Schulterhöhe anheben und dann den Arm strecken. Wiederholen Sie die Übung in vier Serien zwölfmal. Machen Sie jeweils eine Minute Serienpause.

Übung zur Kräftigung der Rumpf-, Schulter- und Brustmuskulatur

2 Begeben Sie sich in Schrittstellung mit dem Rücken zum Zugapparat (Befestigung in Schulterhöhe). Stellen Sie Ihr rechtes Bein vor, fassen Sie mit der

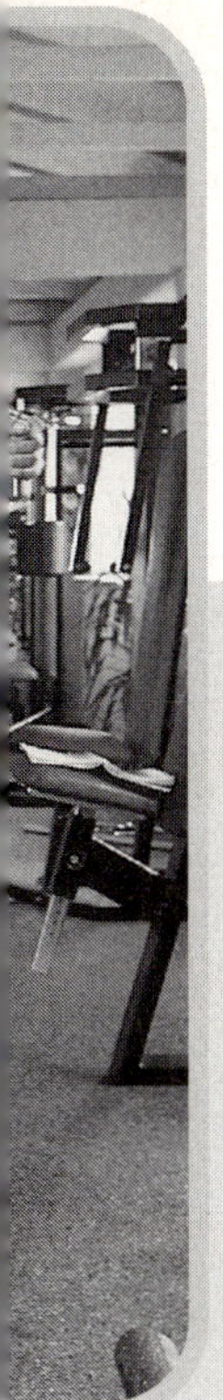

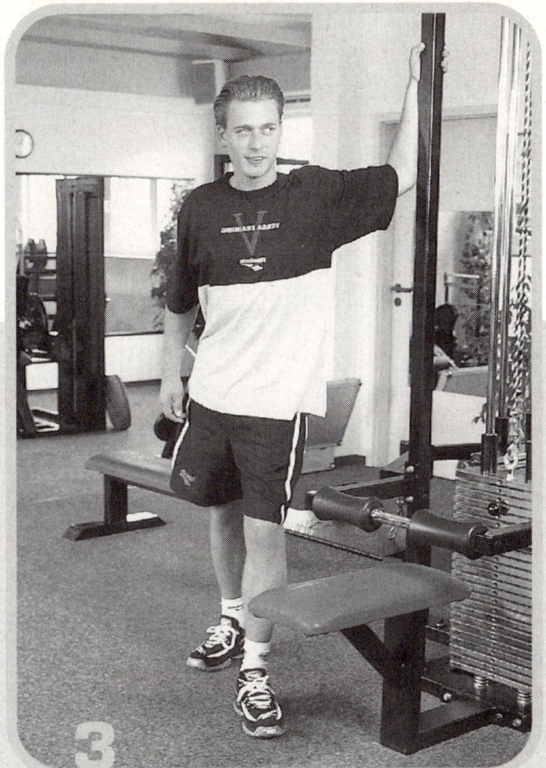

3

linken Hand den Griff des Zugapparates. Der linke Arm wird bei leicht gebeugter Position des Ellbogens in Schulterhöhe vor den Körper gezogen.

Der Oberkörper wird dabei stabil gehalten. Wiederholen Sie die Übung in drei Serien fünfzehnmal je Arm. Denken Sie daran, beim Handwechsel auch den vorderen Fuß zu wechseln.

Dehnung der Brustmuskulatur

3 Stellen Sie sich aufrecht hin. Ein Unterarm wird etwas über Schulterhöhe flach an die Wand oder einen Widerstand gedrückt. Die Beine stehen in Schrittstellung. Drehen Sie den Rumpf so weit, bis Sie ein Ziehen spüren.

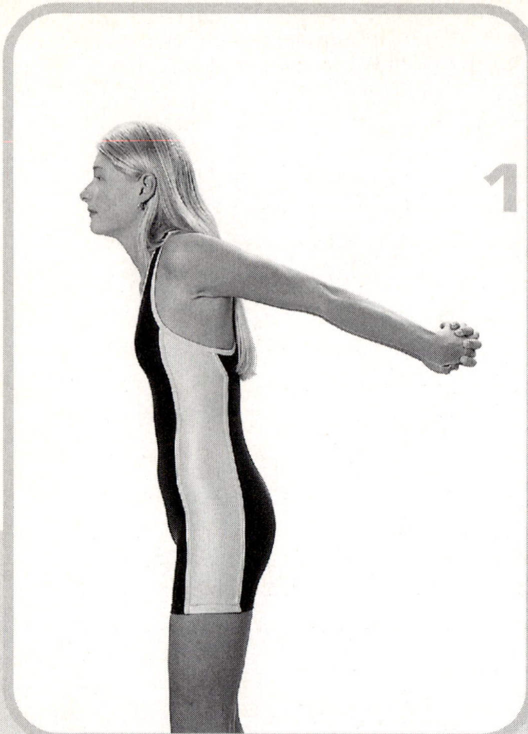

1

Dehnung der Brustmuskulatur

Stellen Sie sich aufrecht hin und beugen Sie die Beine ganz leicht. Verschränken Sie die Hände hinter dem Körper. Ziehen Sie die gestreckten Arme in Richtung Decke.

Dehnung der Rumpfmuskulatur

Legen Sie sich auf den Rücken, winkeln Sie die Beine an und setzen Sie die Füße auf. Die Arme legen Sie in Schulterhöhe seitlich neben den Körper. Lassen Sie die Beine locker zur Seite fallen.

2

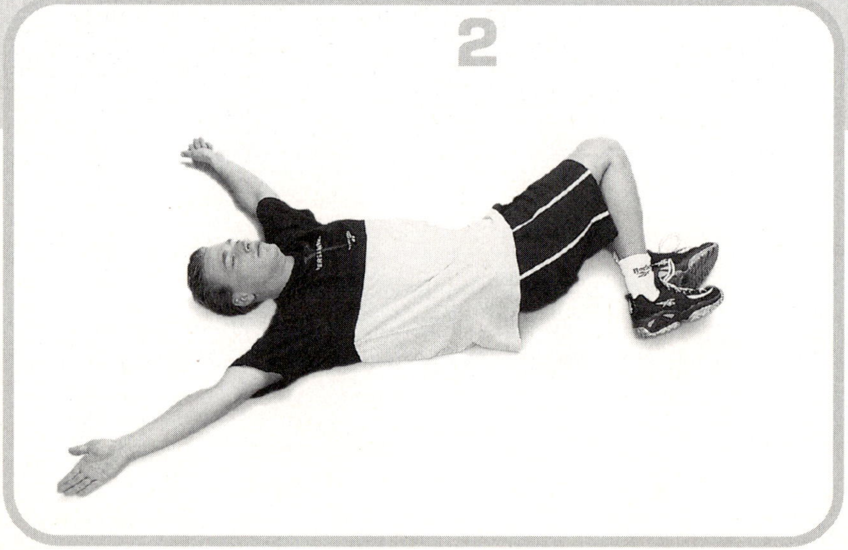

THERABAND – DAS FITNESSSTUDIO IM TASCHENFORMAT

Das Theraband ist das perfekte und wohl «kleinste Fitnessstudio» der Welt. Es ist so variabel, dass ein umfangreiches und sehr effektives Muskeltraining durchgeführt werden kann. Es besteht aus dem Naturprodukt Latex. Deshalb der wichtige Tipp: Schützen Sie es vor direkter Sonneneinstrahlung oder Heizungswärme. Wenn das Band nach mehrfachem Gebrauch zusammenkleben sollte, können Sie es einpudern. Dadurch wird das Band nicht nur gepflegt, es fühlt sich auch viel griffiger an. Das Band wird einer gewissen Vorspannung ausgesetzt, die davon abhängt, ob Sie Anfänger sind oder zu den Trainierten zählen. Bei den meisten Übungen müssen Sie das Theraband fixieren. Dazu eignen sich schwere Möbel oder abgeschaltete Heizkörper. Individuell lässt sich das Theraband in der Höhe einstellen, wenn Sie mit einem Extraband (z. B. Paketband) eine Schlaufe knoten und diese in einer Tür einklemmen. Die Tür sollten Sie anschließend verriegeln, damit niemand bei der Übungsdurchführung die Tür öffnet. Bei den Bändern gibt es mehrere Stärken, die durch unterschiedliche Farben gekennzeichnet sind.

Bei allen Übungen sollten Sie auf Ihre Körperhaltung achten. Spannen Sie bei jeder Übung die Bauchmuskulatur an und ziehen Sie die Schulterblätter nach hinten unten. Das erleichtert es Ihnen, den Rücken während der gesamten Übungsausführung gerade zu halten. Die Übungen sollten Sie langsam und gleichmäßig ausführen. Nur so können Sie die Muskulatur optimal aufbauen.

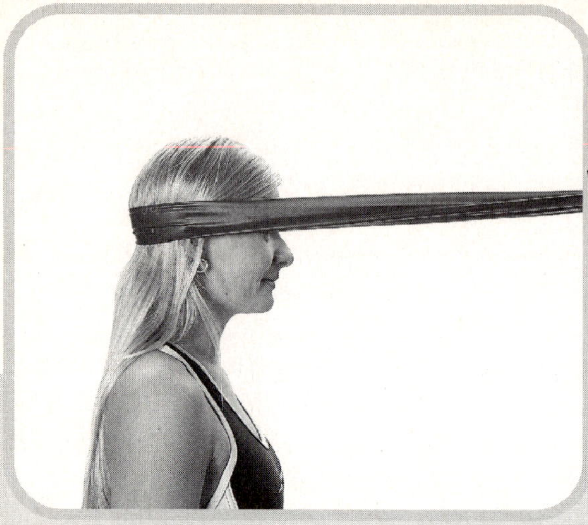

Kräftigung der Muskulatur der Halswirbelsäule

Stellen Sie sich hüftbreit hin. Befestigen Sie das Theraband und führen Sie es oberhalb des Ohres um den Kopf. Den Blick richten Sie geradeaus. Dann bewegen Sie sich mit einem Ausfallschritt nach hinten, ohne den Kopf zu bewegen. Sie können die Übung in alle vier Himmelsrichtungen ausführen. Dabei sollten Sie jeweils eine Viertelkörperdrehung durchführen. Wiederholen Sie die Übung zu jeder Seite in drei Serien zwölfmal. Machen Sie jeweils eine Minute Serienpause.

>> Kräftigung der Streckmuskulatur der Halswirbelsäule

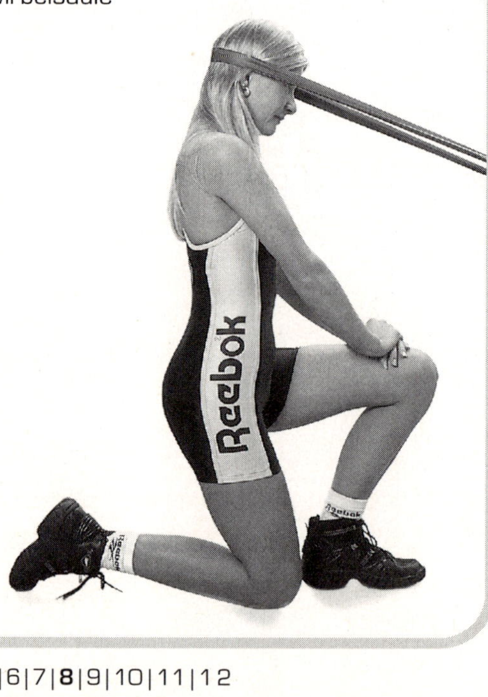

Kräftigung der Streckmuskulatur der Halswirbelsäule

Begeben Sie sich in den Kniestand. Befestigen Sie das Ende des Therabandes fast in Bodennähe und führen Sie es um den Hinterkopf. Bei aufrechtem Oberkörper beugen und strecken Sie den Kopf wie auf dem Foto dargestellt. Wiederholen Sie die Übung in drei Serien zwölfmal. Machen Sie jeweils eine Minute Serienpause.

Kräftigung der oberen Rückenmuskulatur

Setzen Sie sich aufrecht auf das Theraband und führen Sie das Band über die Unterarme, wie auf dem Foto dargestellt. Im aufrechten, aber entspannten Sitz heben und senken Sie die Arme. Wiederholen Sie die Übung in drei Serien zwölfmal und machen Sie jeweils eine Minute Serienpause.

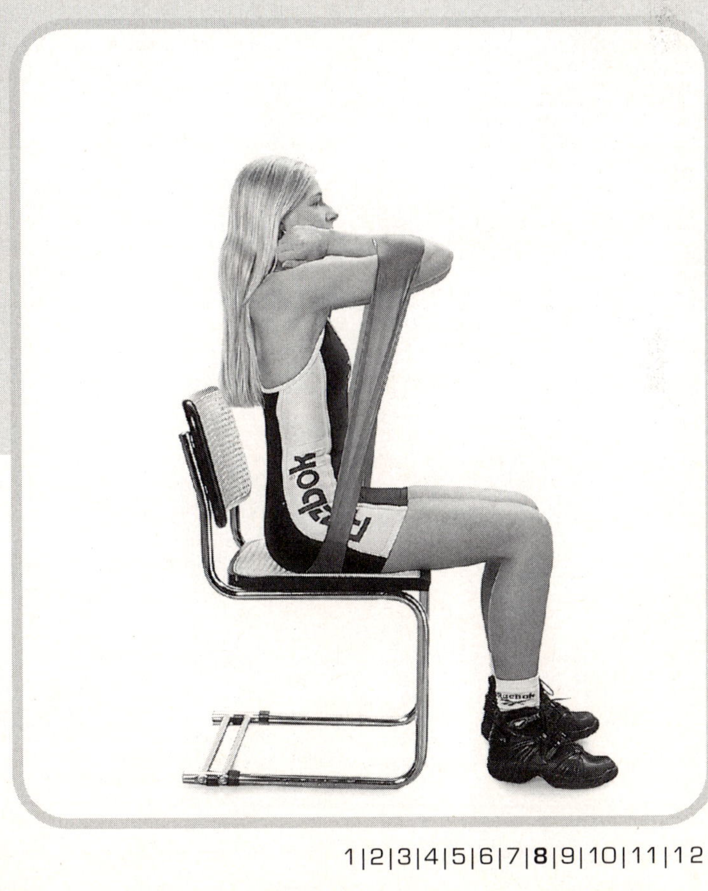

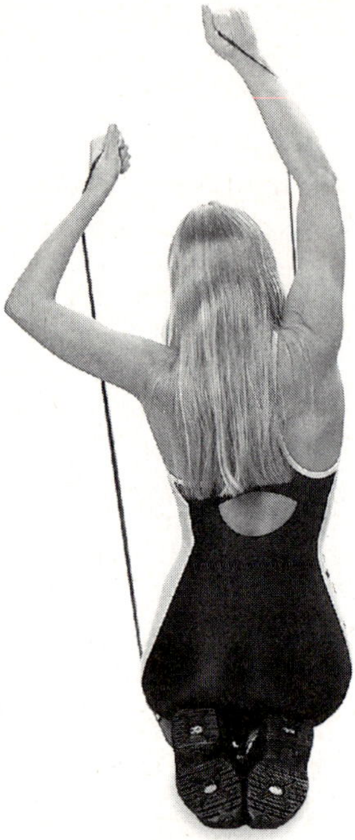

Kräftigung der Rückenstrecker und der seitlichen Rückenmuskeln

Nehmen Sie den Kniesitz ein. Halten Sie die Enden des Therabandes in den Händen und führen Sie es unter den Unterschenkeln durch. Strecken Sie die Arme nach oben und beugen Sie sie wieder. Wenn Sie sich zur linken Seite neigen, den rechten Arm strecken, wenn Sie sich zur rechten Seite neigen, den linken Arm strecken. Wiederholen Sie die Übung in zwei Serien zu jeder Seite zwölfmal und machen Sie eine Minute Serienpause.

>> Kräftigung der Rücken-, Gesäß- und hinteren Oberschenkelmuskulatur

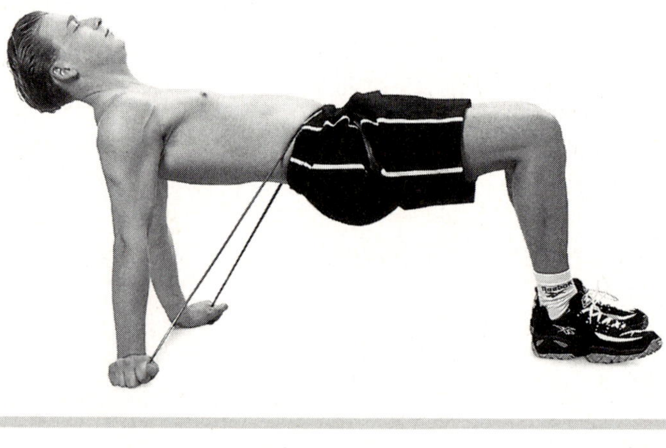

Kräftigung der Rücken-, Gesäß- und hinteren Oberschenkelmuskulatur

Setzen Sie sich hin und winkeln Sie die Beine im 90-Grad-Winkel an. Stützen Sie mit den Armen den geraden Oberkörper. Führen Sie das Theraband wie auf den Fotos dargestellt um die Hüfte. Führen Sie das Gesäß bis zur Waagerechten nach oben und wieder herunter, ohne dabei ganz abzusetzen. Wiederholen Sie die Übung in drei Serien zunächst acht-, später zwölfmal und machen Sie jeweils eine Minute Serienpause.

Kräftigung der gesamten Rücken- und Gesäßmuskulatur

Begeben Sie sich in Schrittstellung. Halten Sie das Theraband mit gestreckten Armen vor der Brust. Beugen Sie den geraden Oberkörper leicht nach vorne und ziehen Sie das Band auseinander. Wiederholen Sie die Übung in vier Serien zwölfmal und machen Sie jeweils eine Minute Serienpause.

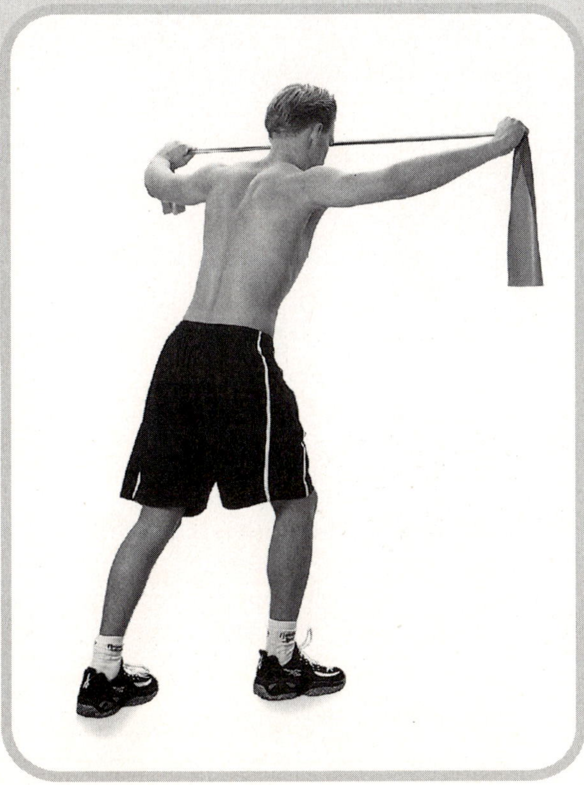

Natürlich reicht es nicht aus, Übungen nur für die Rumpfmuskulatur und die oberen Extremitäten durchzuführen. Eine gute Körperhaltung, der aufrechte Stand und stundenlanges gerades Sitzen sind nur dann möglich, wenn alle Muskeln des Körpers perfekt zusammenarbeiten. Deshalb ist auch ein Training der Bein- und Gesäßmuskulatur sehr wichtig.

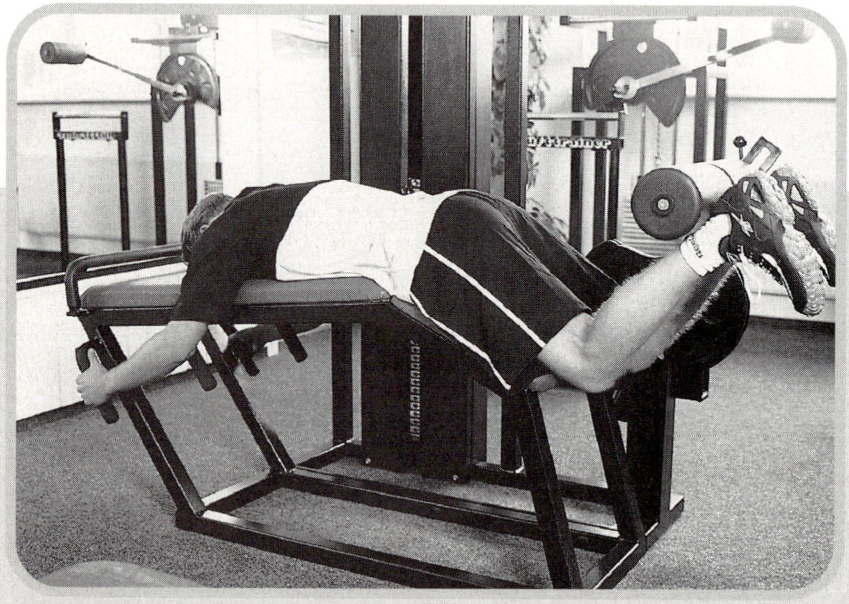

Übung zur Kräftigung der hinteren Oberschenkelmuskulatur

Legen Sie sich mit dem Bauch so auf die Bank, dass die Kniescheiben nicht mehr aufliegen. Das Polster muss so platziert sein, dass es unterhalb der Wadenmuskulatur ansetzt. Ziehen Sie das Gewicht Richtung Gesäß (maximal 100-Grad-Winkel im Kniegelenk) und führen Sie es langsam wieder zurück, ohne die Beine vollständig zu strecken. Wiederholen Sie die Übung in vier Serien zwölfmal.

Kräftigung der vorderen Oberschenkelmuskulatur

Setzen Sie sich so auf die Bank, dass Sie die Knie problemlos beugen und strecken können. Die visuell verlängerte Drehachse des Gerätes sollte durch die Drehachse des Kniegelenkes verlaufen. Platzieren Sie das Unterschenkelpolster oberhalb des Fußgewölbes, sodass Sie die Fußspitzen zum Körper heranziehen können. Strecken Sie die Beine und senken sie langsam wieder ab. Wiederholen Sie die Übung in vier Serien zwanzigmal.

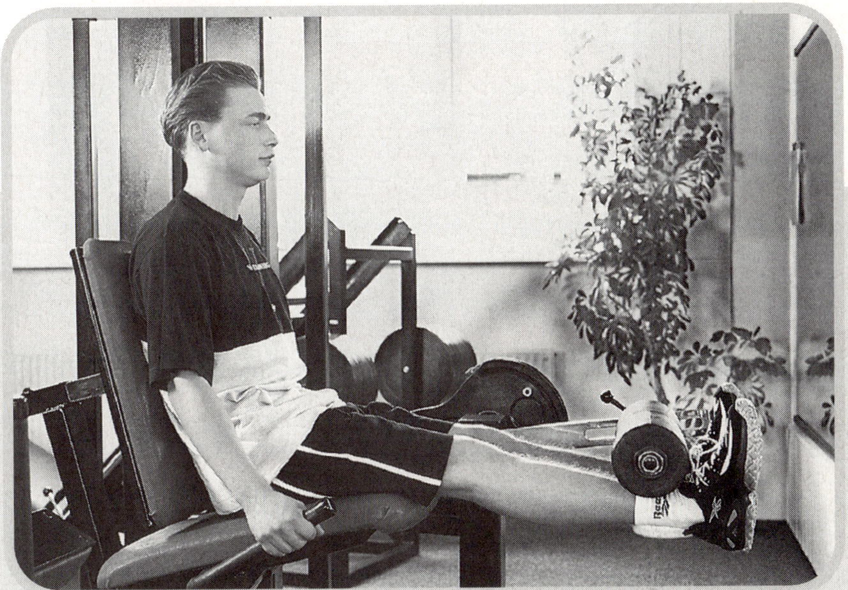

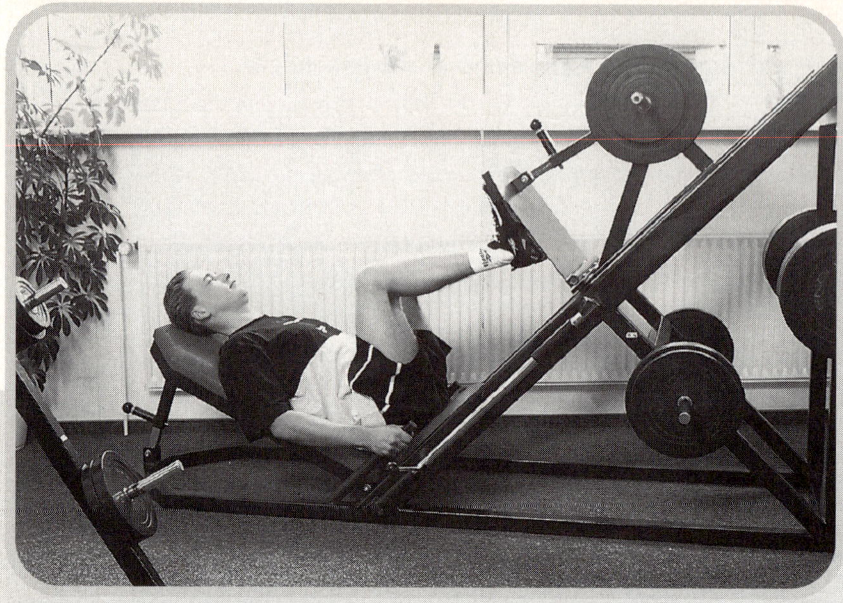

Kräftigung der Beinstreckmuskulatur

Begeben Sie sich in die Ausgangsstellung. Die Beine sind im 90-Grad-Winkel gebeugt, die Füße hüftbreit auseinander aufgestellt. Drücken Sie das Gewicht von Ihrem Körper weg, ohne die Beine vollständig zu strecken. Achten Sie bei der Durchführung darauf, dass die Knie nicht in O- oder X-Beinstellung geführt werden. Wiederholen Sie die Übung in vier Serien fünfzehnmal.

Kräftigung der Wadenmuskulatur

Stellen Sie sich aufrecht mit den Fußballen auf eine Erhöhung. Beugen und strecken Sie die Füße. Wiederholen Sie die Übung in vier Serien zwölfmal.

Dehnung der Wadenmuskulatur

Begeben Sie sich in die Schrittstellung. Beugen Sie das vordere Bein und stützen Sie den vorgebeugten Oberkörper mit beiden Händen darauf ab. Strecken Sie das hintere Bein und drücken Sie die Ferse gegen den Boden. Beachten Sie, dass beide Fußspitzen geradeaus zeigen.

9. Kapitel

Das richtige Krafttraining für jede Berufsgruppe

Jede körperliche Arbeit oder das Verharren in einer bestimmten Arbeitshaltung über einen längeren Zeitraum ist «Gift» für Ihren Rücken. Aufgrund einseitiger Haltung wird insbesondere die Bandscheibe (gallertartige Zwischenwirbelscheibe) belastet. Sie weicht zur unbelasteten Seite aus, und das verschiebt den innen liegenden Kern, der dann gegen austretende Nerven drücken kann. Nerven sind empfindliche Botenträger, auf Einengung reagieren sie mit Rückenschmerzen. Weiterer Nachteil: Der Durchsaftungsmechanismus der Bandscheiben kommt zum Erliegen. Sie können nicht mehr regenerieren und nutzen schneller ab.

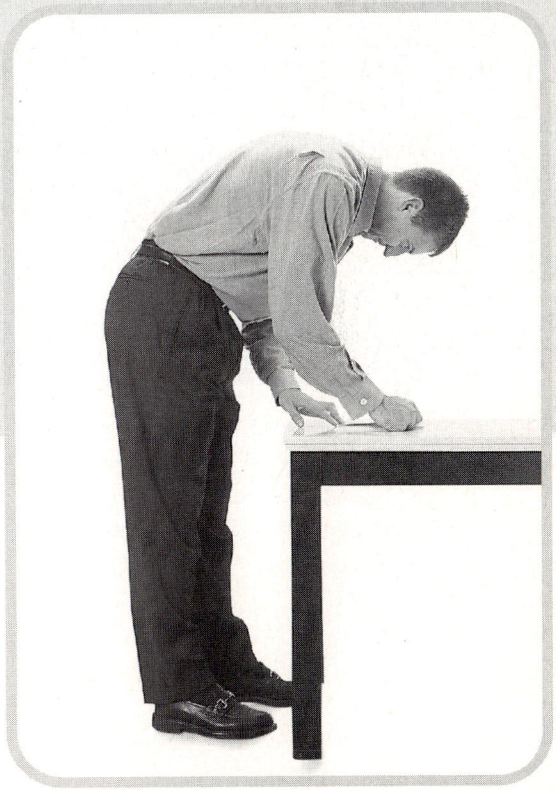

Fehlerhaftes Stehen

Auch die Muskulatur kann auf die einseitige, lang anhaltende Arbeitshaltung reagieren. Je nachdem welche Haltung eingenommen wird, kommt es zu einem Missverhältnis der Muskelketten. Die Folge sind muskuläre Dysbalancen im Bereich der Wirbelsäule. Es entsteht eine ungleiche Zugspannung an den Punkten, wo die Muskeln ansetzen bzw. wo die Muskeln ihren Ursprung haben.

Diese Ungleichheiten, die den gesamten Körperstamm belasten, sollte man möglichst ausgleichen.

WAS TUN BEI SITZENDER TÄTIGKEIT?

Bei der sitzenden Tätigkeit gibt es zwei «Problembereiche». Zum einen den Bereich von Nacken und Halswirbelsäule, zum anderen die Beschwerden in der Lendenwirbelsäule. Beschwerden im Bereich der Halswirbelsäule treten überwiegend bei den Menschen auf, die am Computer arbeiten. Die starre Kopfhaltung (geneigt, eventuell sogar mit leichten Verdrehungen) und die ständige Führung der Arme führen zu schmerzhaften Verspannungen der Nackenmuskulatur.

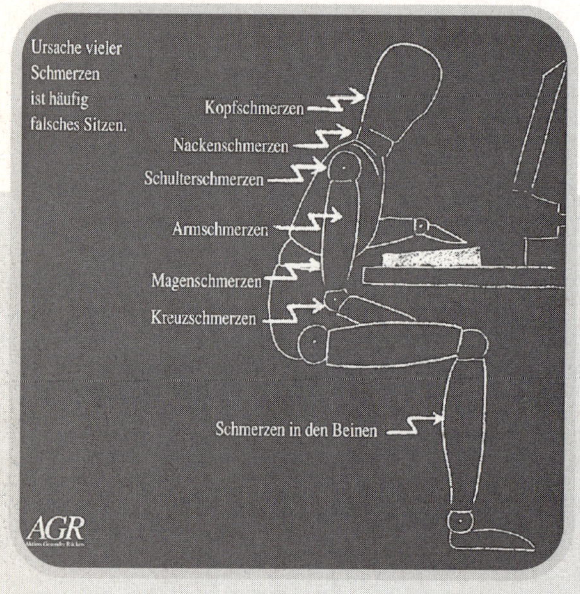

Falsches Sitzen

Bei Beschwerden im unteren Lendenwirbelbereich ist nicht selten davon auszugehen, dass ungeeignete Stühle der Auslöser sind. Deshalb wichtig für alle Berufsgruppen: die Kräftigung der Rumpfmuskulatur. Bei einer gut ausgebildeten Bauch- und Rückenmuskulatur kann jede Bewegung der Wirbelsäule durch Anspannen der Rumpfmuskeln stabil gehalten werden. Entsprechende Übungen zur Kräftigung der Rumpfmuskulatur können Sie den Kapiteln Bauch- und Rückenmuskeltraining entnehmen. In diesem Kapitel geht es um spezielle Übungsfolgen, die muskuläre Ungleichheiten ausgleichen sollen. Es ist einfacher, als man denkt, Alltagsbewegungen in rückenschonende Bewegungen umzusetzen. Hinweis: Die Durchführung der Dehnübungen können Sie im Kapitel Beweglichkeit nachlesen, an dieser Stelle finden Sie lediglich die Bewegungsanweisungen.

Übungen bei sitzender Tätigkeit

Bei sitzender Tätigkeit sind zwei Bereiche von besonderer Bedeutung:

Die Kräftigung der Rumpfmuskulatur.

Die Dehnung der Muskeln, die sich in der Sitzposition verkürzen:

Dazu gehören Muskeln, welche die Hüftbeugung bewirken, wie der Hüftbeuger und die Oberschenkelvorderseite, Muskeln, die sich bei der Kniebeugung verkürzen, wie die Oberschenkelrückseite, und Muskeln des Schulterbereiches, die bei gebeugter Sitzhaltung schnell verspannen. Und natürlich die Brustmuskulatur und die seitliche Nackenmuskulatur.

Übung zur Dehnung der Hüftbeuger

Begeben Sie sich in den einbeinigen Kniestand. Setzen Sie ein Bein weit vor dem Körper auf, sodass ein weiter Ausfallschritt zustande kommt. Der Unterschenkel des hinteren Beines liegt am Boden. Benutzen Sie dafür eine weiche Unterlage und schieben Sie die Hüfte nach vorn. Die Endstellung ist erreicht, wenn das vordere Knie über dem Fußgelenk ist (Unterschenkel senkrecht). Sie müssten die Dehnung deutlich in der Hüftbeuge des hinteren Beines spüren.

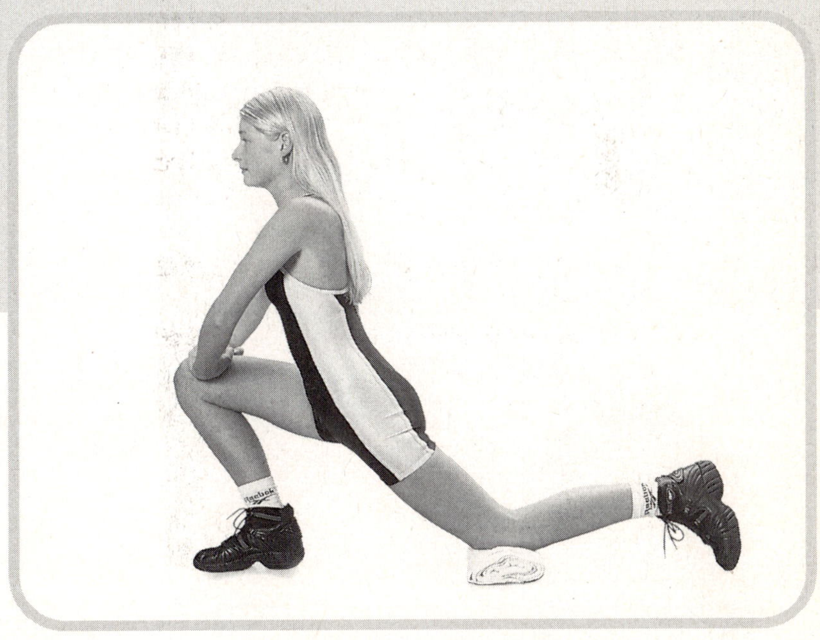

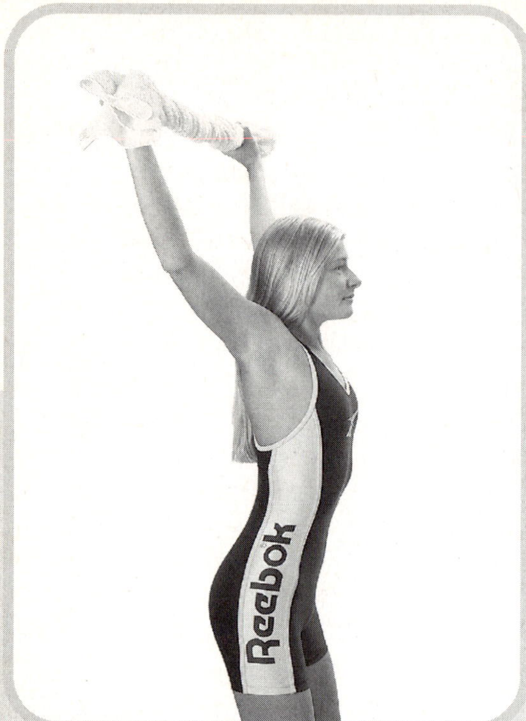

Dehnung der Brustmuskulatur (Seil / Stab / Handtuch)

Stellen Sie sich hüftbreit hin, die Knie sind leicht gebeugt, der Bauch angespannt. In den Händen halten Sie etwas über schulterbreit einen Stab, ein Handtuch oder ein Seil. Strecken Sie die Arme über Kopf und führen Sie sie langsam zurück hinter die Körperlängsachse. Achten Sie darauf, dass der Oberkörper gerade ist und nicht ins Hohlkreuz fällt, die Arme sind gestreckt. Die Dehnung ist spürbar von den Armen bis zum Brustbein.

>> Dehnung Oberschenkelvorderseite

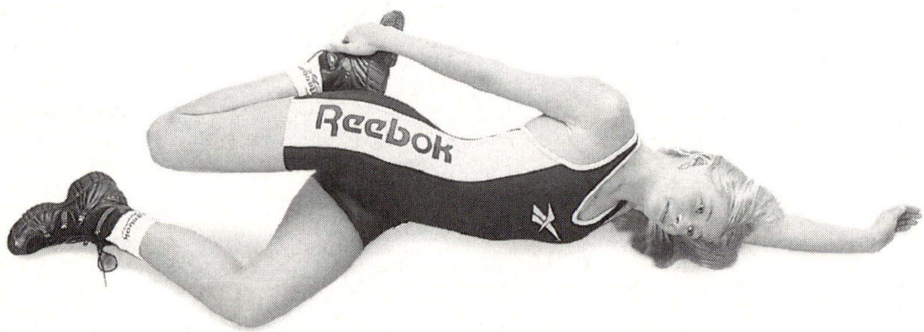

Dehnung Oberschenkelvorderseite

Legen Sie sich seitlich hin. Beugen Sie das untere Bein und ziehen Sie das Knie zum Körper. Dann fersen Sie das obere Bein an und fassen das Fußgelenk mit der seitengleichen Hand und ziehen die Ferse zum Gesäß. Dabei schieben Sie die Hüfte nach vorne. Achten Sie darauf, die Knie nicht zu verdrehen und das Bein in Verlängerung der Körperlängsachse zu halten. Die Dehnung ist in der Vorderseite des oberen Beines zu spüren.

Dehnung der Oberschenkelrückseite

Legen Sie sich auf den Rücken. Ein Bein liegt ausgestreckt am Boden. Das andere Bein ist gebeugt, die Hände umfassen die Oberschenkelrückseite. Strecken Sie das Bein zur Decke und ziehen Sie die Fußspitze zum Körper. Beide Beine sind gestreckt, eins am Boden, das zweite zur Decke. Die Dehnung ist in dem zur Decke gestreckten Bein spürbar.

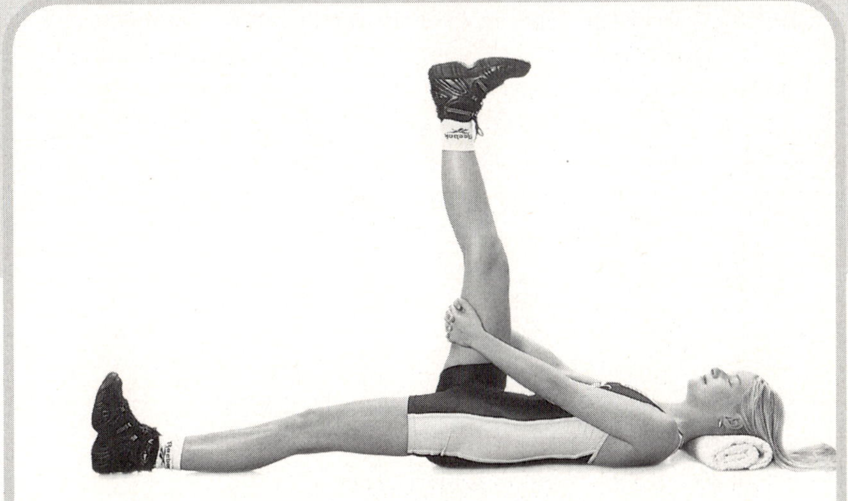

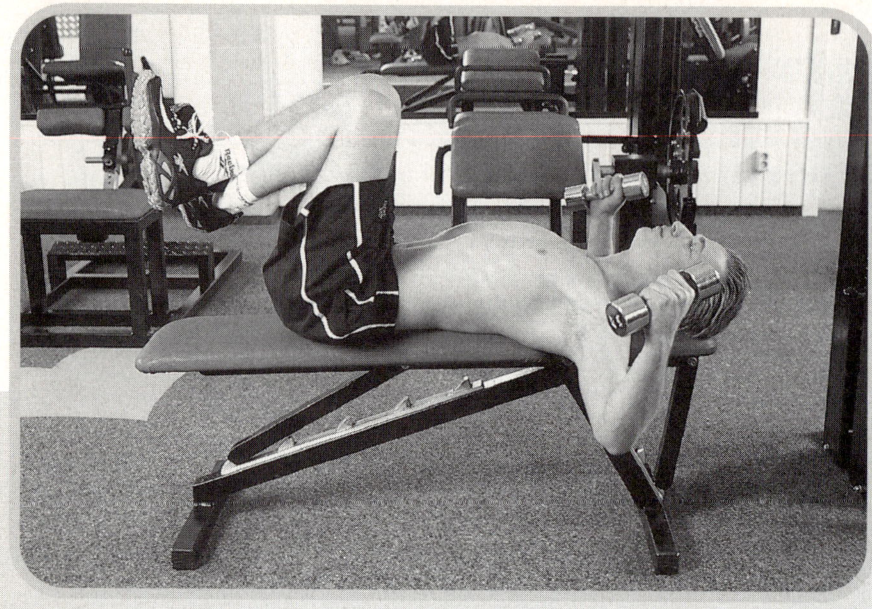

Dehnung der Brustmuskulatur (mit Hanteln)

Legen Sie sich in Rückenlage auf eine Bank und winkeln Sie die Beine an, um nicht ins Hohlkreuz zu fallen. Überschlagen Sie die Unterschenkel. In jeder Hand halten Sie eine Hantel, die Arme strecken Sie zur Decke. Die Hanteln liegen aneinander, bei leichter Beugung in den Armen zeigen die Ellbogen nach außen (als ob Sie jemanden umarmen). Senken Sie die Arme nach außen ab (fliegende Bewegung). Im Endstadium der Dehnstellung halten Sie kurz inne, anschließend führen Sie die Arme wieder zusammen. Die Ellbogen stellen den tiefsten Punkt bei der Bewegung der Arme dar. Die Arme bewegen sich in Höhe der Schultern.

Kräftigung der seitlichen Nackenmuskulatur (Stabilisation der Halswirbelsäule)

Diese Übung können Sie im Sitz oder Stand durchführen. Legen Sie die rechte Handfläche an die rechte Seite des Kopfes. Bei aufrecht gehaltenem Kopf bauen Sie Druck gegen die Hand auf. Die Hand drückt ebenfalls gegen den Kopf. Behalten Sie diese Position fünf Sekunden bei, dann wechseln Sie die Seite. Arbeiten Sie möglichst mit Spiegelkontrolle, um die gerade Kopfhaltung besser kontrollieren zu können.

Kräftigung der vorderen und hinteren Halsmuskeln
(Stabilisation der Halswirbelsäule)

Setzen oder stellen Sie sich hin. Falten Sie die Hände und legen Sie sie an die dickste Stelle des Hinterkopfes. Dann drücken Sie den Hinterkopf gegen die Handinnenfläche und halten die Spannung fünf Sekunden bei (Kräftigung der hinteren Halsmuskulatur). Legen Sie dann eine Hand an die Stirn. Der Kopf drückt nach vorn gegen die Handfläche (Kräftigung der vorderen Halsmuskulatur).

Dehnung der hinteren Nackenmuskeln
(Gegenbewegung zur Rückneigung des Kopfes)

Im Sitz oder Stand falten Sie die Hände und legen sie an die dickste Stelle des Hinterkopfes. Durch Druck der Hände neigen Sie den Kopf nach vorne und drücken das Kinn zur Brust. Achten Sie auf eine aufrechte Position des Oberkörpers. Der Kopf ist vorgeneigt, die Ellbogen zeigen nach außen.

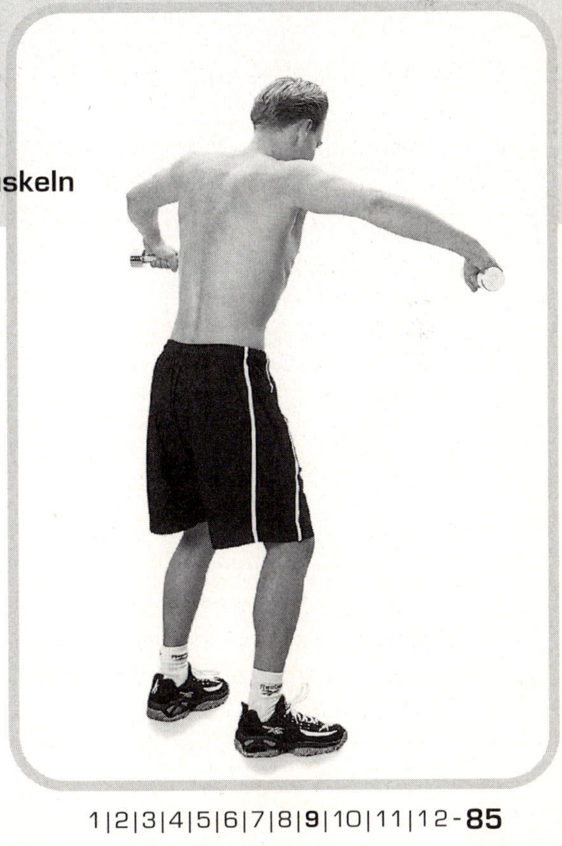

Kräftigung der Schultermuskeln
(mit Hanteln)

Stellen Sie sich hüftbreit hin, die Knie sind leicht gebeugt, die Bauchmuskeln angespannt. Jede Hand hält eine Hantel. Die Arme werden seitlich bis Schulterhöhe angehoben. Die Ellbogen bilden bei leicht gebeugter Stellung den höchsten Punkt der Bewegung. Senken Sie die Arme wieder ab.

Mobilisation der Schulter (mit Hanteln)

Stellen Sie sich hüftbreit hin, beugen Sie die Knie und spannen Sie den Bauch an. Jede Hand hält eine Hantel. Die Arme hängen locker neben dem Körper. Schieben Sie die Schultern nach vorn, oben, hinten und unten, sodass eine rückwärts kreisende Bewegung entsteht.

Kräftigung der Schultermuskeln (mit Hanteln)

Setzen Sie sich hin. Jede Hand hält eine Hantel. Die Ellbogen werden in Schulterhöhe gehalten und sind im rechten Winkel gebeugt. Strecken Sie die Arme gleichzeitig zur Decke und senken Sie sie anschließend bis auf Schulterhöhe wieder ab.

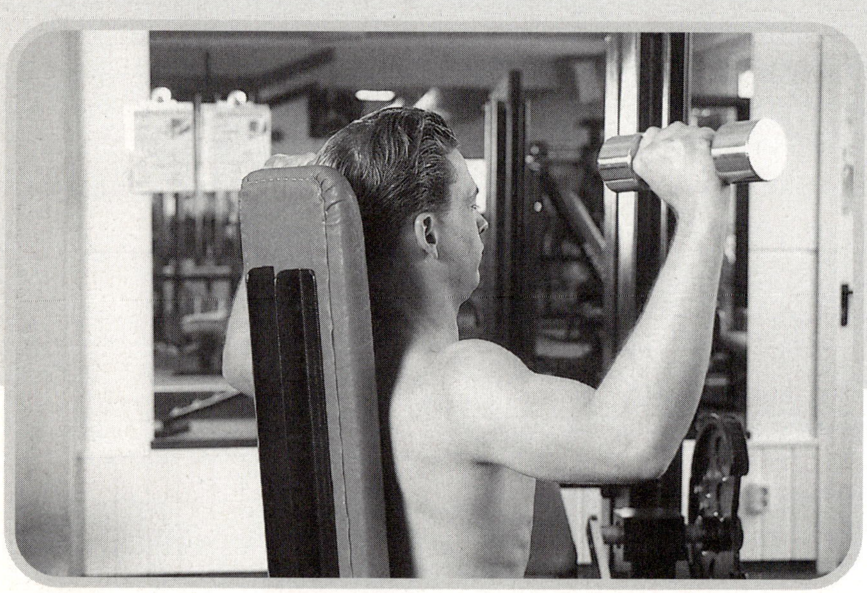

Dehnung der seitlichen Halsmuskeln

Setzen Sie sich auf einen Stuhl oder Hocker. Eine Hand umfasst von der Seite die Stuhlkante. Der Kopf, mit Blick nach vorn, neigt sich zur Gegenseite (Ohr zieht zur Schulter). Die Gegenhand zieht an der Stuhlkante. Die Dehnung ist spürbar an der seitlichen Halsmuskulatur der nicht geneigten Seite.

Kräftigung der Schultermuskulatur (Theraband / Zugapparat: Befestigung in Augenhöhe)

Stellen Sie sich hüftbreit hin, die Knie sind leicht gebeugt, die Bauchmuskeln angespannt. Die Hand fasst den Griff des Zugapparates (sodass Sie auf die Fingernägel schauen können). Ziehen Sie den Arm zum Körper heran, wenn der Oberarm am Oberkörper anliegt, strecken Sie den Ellenbogen. Dabei befinden sich die gestreckten Arme ca. zehn Zentimeter hinter dem Körper. Lösen Sie die Spannung und führen Sie den Arm zurück. Der Oberkörper bleibt bei der Zugbewegung aufrecht.

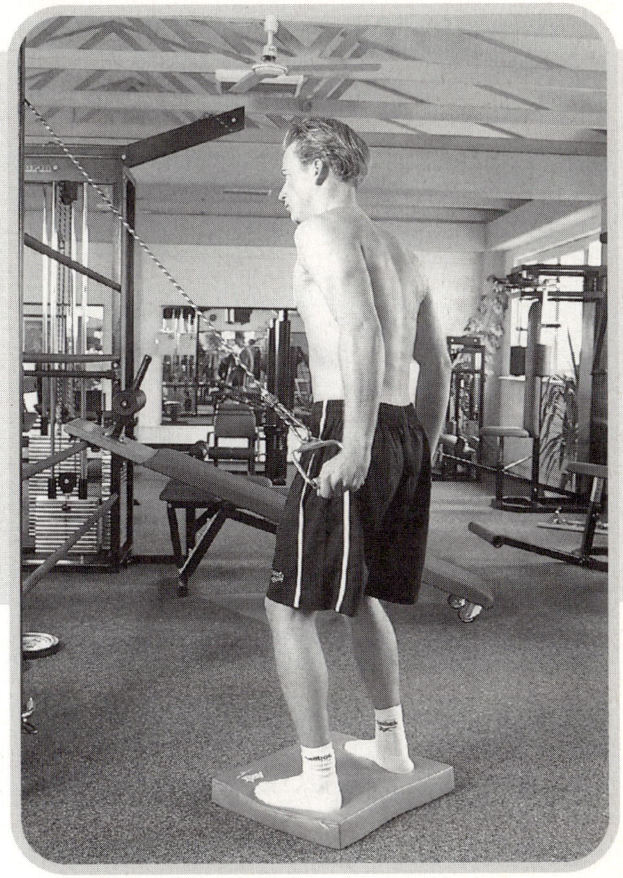

Kräftigung der Unterarme (Arbeiten am Computer, Schreibmaschine) mit Hanteln

Begeben Sie sich vor einer Bank in den Kniestand. Ein Unterarm liegt auf der Bank, sodass das Handgelenk frei beweglich ist. In der Hand halten Sie eine Hantel, der Handrücken zeigt zur Decke. Aus dieser Position heraus heben und senken Sie den Handrücken. Ein Arm trainiert, der zweite fixiert den Unterarm. Nach fünfzehn Wiederholungen den Arm drehen, sodass der Handrücken zum Boden zeigt, anschließend den Arm wechseln.

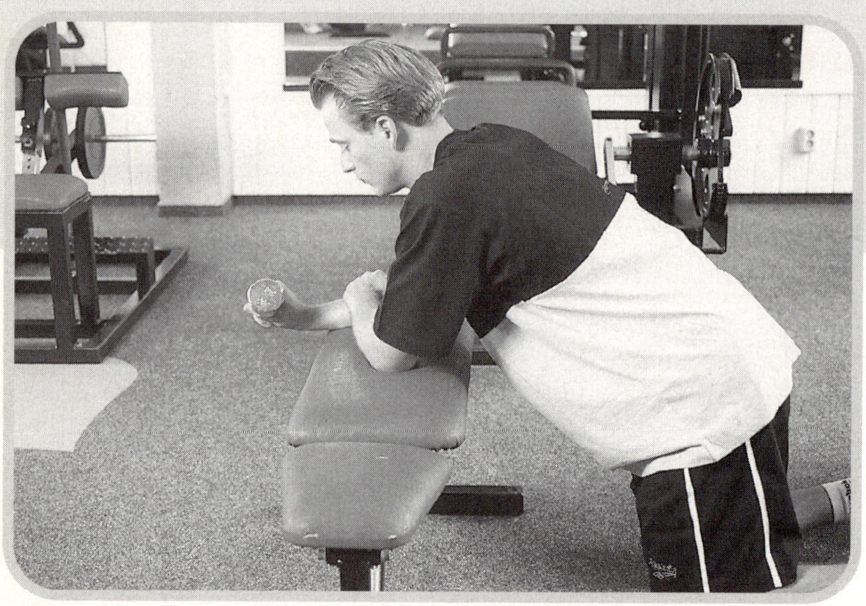

WAS TUN BEI STEHENDER TÄTIGKEIT?

Bei stehender Tätigkeit treten die häufigsten Beschwerden in der Lendenwirbelsäule auf. Wer bei der Arbeit aufrecht steht, macht häufig Ausgleichsbewegungen als Ursache fehlender Rumpfmuskulatur. Je nach Trainingszustand versucht der Körper, die Ermüdungserscheinungen zu vertuschen, und schiebt dann beispielsweise die Hüfte weit vor. Dadurch kommt es zu einer starken Hohlkreuzbildung, die Bandscheiben verschieben sich minimal und das reicht schon aus, um in einigen Fällen die Nerven zu reizen. Zudem meldet sich der ermüdete, verspannte Rückenmuskel mit Druckschmerz. Auch die Gewichtsverlagerung von einem auf das andere Bein kann ähnliche Auswirkungen (seitliche Verschiebung der Zwischenwirbelscheiben) zeigen. Verstärkend wirken in diesem Zusammenhang noch Schuhe mit einer Absatzhöhe von mehr als vier Zentimetern. Die Erhöhung der Fersen führt neben einer Muskelverkürzung der Wade zu dem oben beschriebenen Stand.

Noch schlimmer ist der vorgebeugte Stand, den beispielsweise Kraftfahrzeugmechaniker häufig einnehmen müssen. Hier kommt es schon sehr schnell zu Schmerzsymptomen. Besonders betroffen ist dabei der Übergang vom letzten Lendenwirbel zum Kreuzbein. Das Kreuzbein, verankert in den Beckenschaufeln, ist aufgerichtet, die Wirbelsäule mit ihren beweglichen Segmenten kippt nach vorne in eine runde Bogenform (starke Abweichung zur ursprünglichen Hohlkreuzform). Durch die vorgebeugte Position werden die Zwischenwirbelscheiben bauchwärts stark zusammengepresst und verschieben sich nach hinten (extreme Keilform). Im schlimmsten Fall hält die Bandscheibe diesem hohen Druck nicht mehr stand und platzt. Folge: ein Bandscheibenvorfall.

Das Gewebe drückt gegen die Nerven, die im Wirbelkanal verlaufen oder seitwärts durch die Zwischenwirbellöcher austreten. Sobald ein Nerv eingeengt wird, treten Schmerzen auf.

Übungen bei stehender Tätigkeit

Wenn Sie eine überwiegend stehende Tätigkeit ausüben, ist es wichtig, die Rückenmuskeln zu dehnen, da diese bei aufrechter Position ständige Haltearbeit leisten müssen. Zusätzlich sollten Sie Ihre Bauch- und Gesäßmuskeln trainieren, um eine starke Lordosierung (Hohlkreuzbildung) zu vermeiden. Für die vorgebeugte Arbeitshaltung sollten Sie üben, den Rücken gerade zu halten. Ebenso wichtig sind Bewegungsübungen, bei denen Sie über die Seite arbeiten, den Rumpf aber trotzdem stabil halten.

Dehnung / Entlastung der Rückenmuskulatur

Legen Sie sich auf den Rücken. Beugen Sie die Knie und ziehen Sie die Beine zum Körper heran. Die Hände umfassen die Oberschenkelrückseite. Heben Sie den Kopf an und ziehen Sie ihn zu den Knien. Nach einigen Sekunden legen Sie den Kopf wieder ab und setzen Sie die Füße auf.

Kräftigung der Gesäßmuskulatur (Zugapparat / Theraband: Befestigung an der tiefsten Stelle)

Stellen Sie sich mit Blick zum Zugapparat hin. Führen Sie einen Fuß in eine vorher befestigte Fußschlaufe. Ziehen Sie das gestreckte Bein gegen den Widerstand des Seils nach hinten. Das zweite Bein, als Standbein, ist leicht gebeugt. Um eine seitliche Verschiebung des Beckens zu verhindern, stellen Sie sich am besten auf eine Erhöhung. Um den Körper zu stabilisieren, können Sie sich festhalten. Ziehen Sie die Fußspitze des zu trainierenden Beines zum Körper heran.

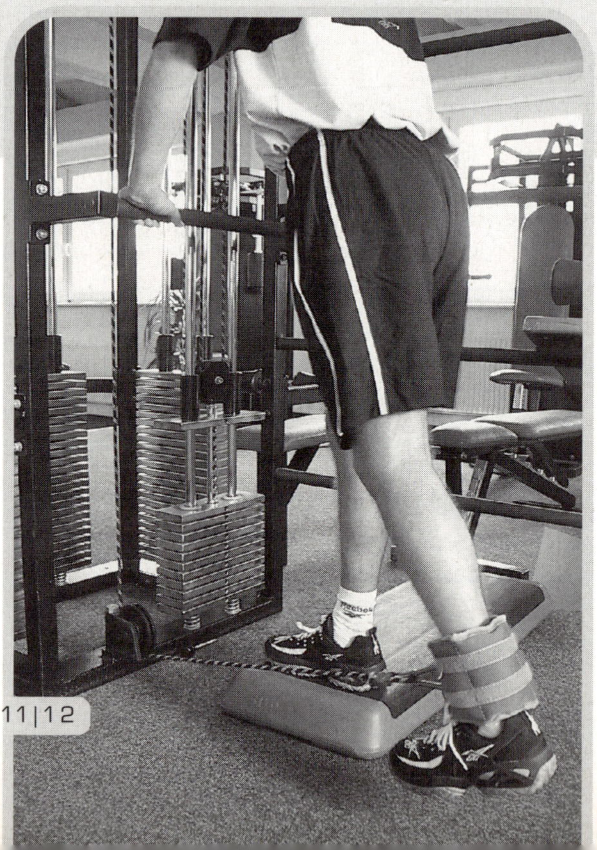

Kräftigung der Beinabduktoren (äußere Beinmuskulatur) Stabilität beim Einbeinstand (Zugapparat/Theraband befestigt an der tiefsten Stelle)

Stellen Sie sich seitlich zur Befestigung. Fixieren Sie das vom Zugapparat entfernte Bein in einer Fußschlaufe und stellen Sie Ihr Standbein auf eine kleine Erhöhung (stabile Fußbank, breiter Holzbalken etc.). Spreizen Sie das zu trainierende Bein gegen den Zug ab, ziehen Sie die Fußspitze zum Körper heran, während das Bein leicht nach innen gedreht ist. Der Oberkörper bleibt aufrecht, die Hüfte macht keine Ausweichbewegungen. Zur Stabilisation des Körpers sollten Sie sich festhalten (hochgestellte Bank, am Zugapparat etc.).

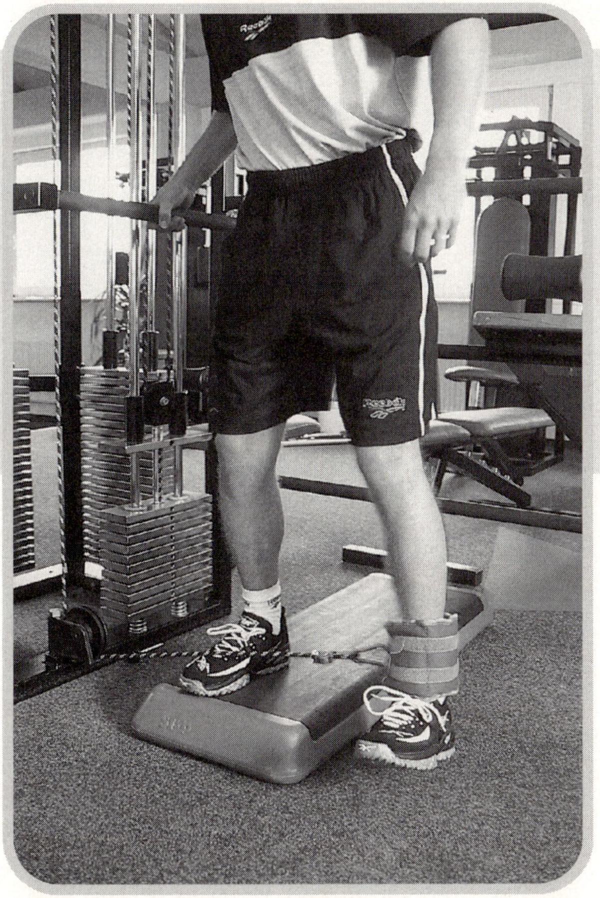

Kräftigung der Rücken- und Schultermuskeln (Training des geraden Vorbeugens mit dem Theraband)

Begeben Sie sich in Schrittstellung. Halten Sie das Theraband etwa schulterbreit vor der Brust, beugen Sie den Oberkörper vor und ziehen Sie das Theraband auseinander, sodass sich die Schulterblätter annähern. Gehen Sie zurück in die aufrechte Position und wechseln Sie die Schrittstellung, wiederholen Sie die Übung. Das vordere Bein ist dabei leicht gebeugt, der Oberkörper gerade. Sie beugen sich aus der Hüfte nach vorne, die Arme bleiben in leichter Beugehaltung.

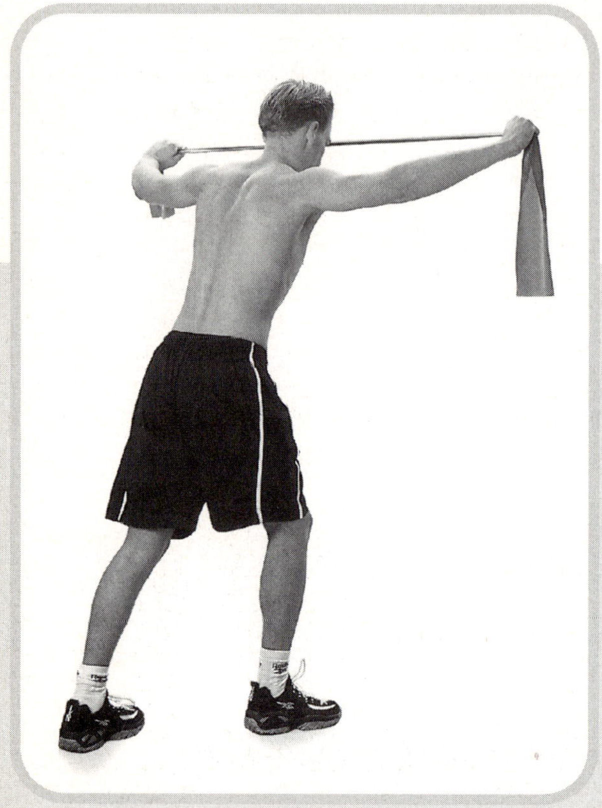

Stabilisation des Rumpfes bei seitlichen Bewegungen der Arme (Zugapparat/Theraband in Höhe des Bauchnabels befestigt)

Stellen Sie sich hüftbreit seitlich zum Zugapparat oder Theraband hin, beugen Sie die Knie, spannen Sie den Bauch an. Beide Hände halten den Griff des Zugapparates. Ziehen Sie die Arme eng am Körper vorbei und geben Sie anschließend langsam wieder nach.

Kräftigung der Kniestrecker
(Oberschenkelvorderseite + Gesäßmuskeln)

Begeben Sie sich in Schrittstellung. Führen Sie abwechselnd eine einbeinige Kniebeuge durch. Anfangs mit Hilfe der Arme, die Sie auf dem vorderen Bein abstützen. Beugen Sie die Knie, kurz bevor das hintere Bein den Boden berührt, strecken Sie das Bein wieder, stellen Sie das andere Bein vor usw.

Halten Sie den Oberkörper aufrecht und beachten Sie, dass in der Endstellung das Knie des vorderen Beines nicht zu weit über die Fußspitze heraussteht. Sonst entsteht für das Kniegelenk eine unnötig hohe Belastung.

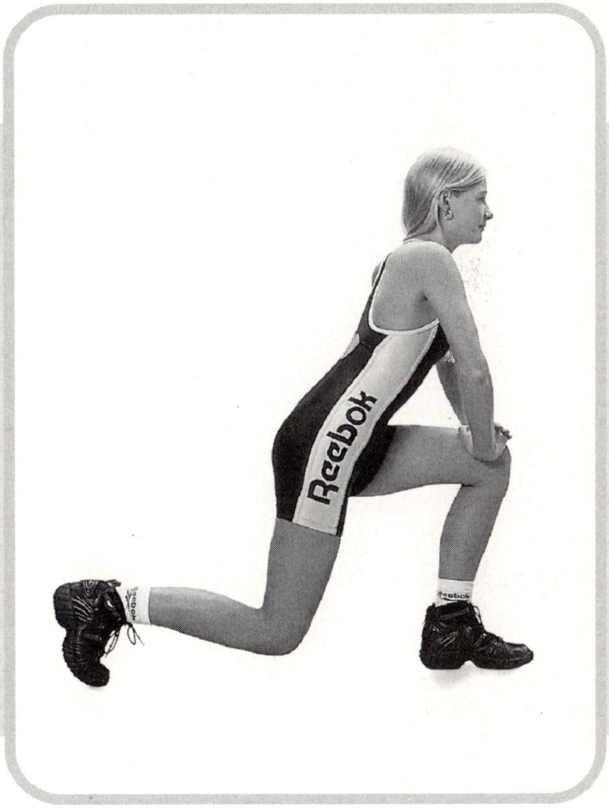

Kräftigung der Oberschenkelmuskulatur

Stützen Sie sich mit dem Rücken an einer Wand ab. Stellen Sie die Füße hüftbreit auseinander. Während Sie die Knie beugen, rutscht der Rücken an der Wand entlang nach unten. Hocken Sie so lange wie möglich in der angewinkelten Position. Ideal ist ein rechter Winkel im Knie- und Hüftgelenk. Setzen Sie die Füße nicht zu weit vor (90-Grad-Beugung im Kniegelenk, Unterschenkel parallel zur Wand).

Dehnung der Oberschenkelrückseite

Begeben Sie sich in Schrittstellung. Setzen Sie das vordere Bein mit der Ferse auf, die Fußspitze zeigt zur Decke. Beugen Sie das hintere Bein, sodass die Knie nebeneinander sind. Die Hände stützen Sie auf dem vorderen Bein ab, der Oberkörper ist gerade vorgebeugt. Das vordere Bein ist durchgestreckt, die Fußspitze herangezogen, Hüfte und Oberkörper nicht verdreht.

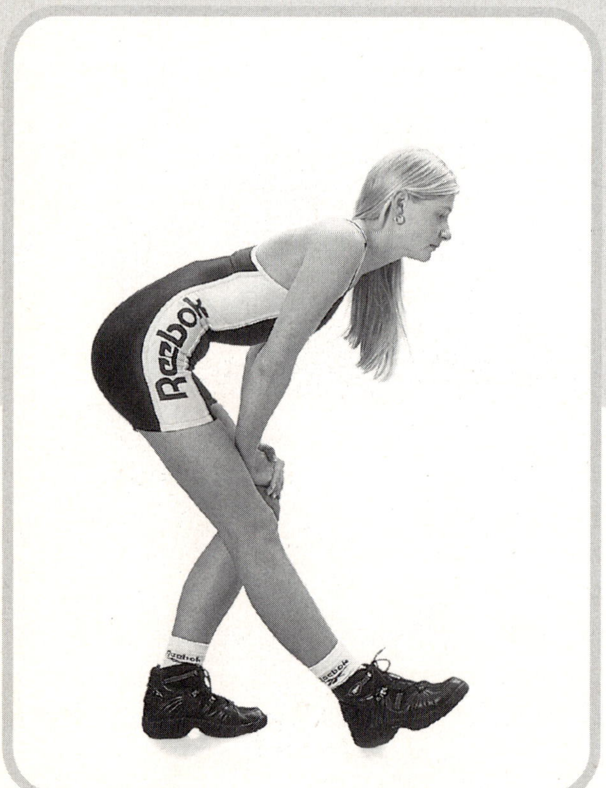

Kräftigung der Beinstreckschlinge (Zugapparat/ Theraband: Befestigung an der tiefsten Stelle)

Ausgangsstellung ist der einbeinige Kniestand oder die Hocke (Knie maximal bis zum rechten Winkel gebeugt, Gesäß nach hinten herausgeschoben, Oberkörper aufrecht), je nachdem, welche Hebetechnik imitiert werden soll. Beide Hände fassen einen Griff des Zugapparates oder je ein Ende des Therabandes. Ziehen Sie die Arme eng an den Körper heran und strecken Sie bei aufrechtem Oberkörper die Beine. Beim einbeinigen Stand wechselt das vordere Bein nach hinten, beugen Sie die Knie wieder.

Kräftigung der Rückenmuskeln, Üben des vorgebeugten Standes (Hanteln)

Stellen Sie sich etwas über hüftbreit hin. Die Knie sind leicht gebeugt. Dann beugen Sie den Oberkörper nach vorne (Drehachse ist das Hüftgelenk). Die Hände halten jeweils eine Hantel, die Arme sind zum Boden gestreckt.

Beugen Sie die Arme, sodass die Ellbogen zur Decke ziehen (Schulterblätter ziehen zueinander). Anschließend strecken Sie die Arme wieder zum Boden. Der Oberkörper ist gerade. Am besten kontrollieren Sie sich im Spiegel.

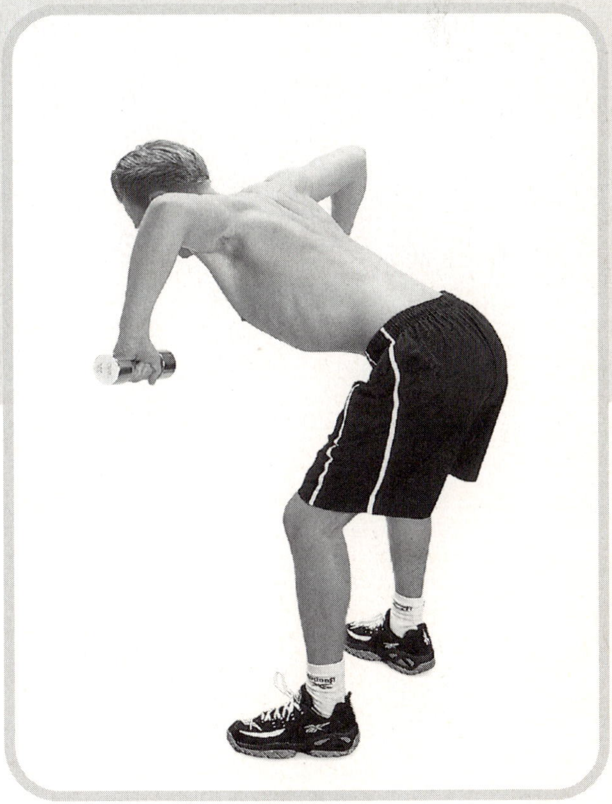

Stabilisation der gesamten Muskulatur, Schulung der Gleichgewichtsfähigkeit (Zugapparat/Theraband befestigt in Kniehöhe, labile Unterlage)

Stellen Sie sich auf einen Kreisel oder eine Weichbodenmatte (nähere Erläuterungen finden Sie im Kapitel Koordinationstraining). Die Hände fassen jeweils einen Griff des Zugapparates. Ziehen Sie die Arme zum Körper heran, wobei die Ellbogen den höchsten Punkt bilden. Anschließend strecken Sie die Arme zur Decke. Führen Sie die Arme zurück, indem Sie erst die Ellbogen beugen und dann die Arme absenken.

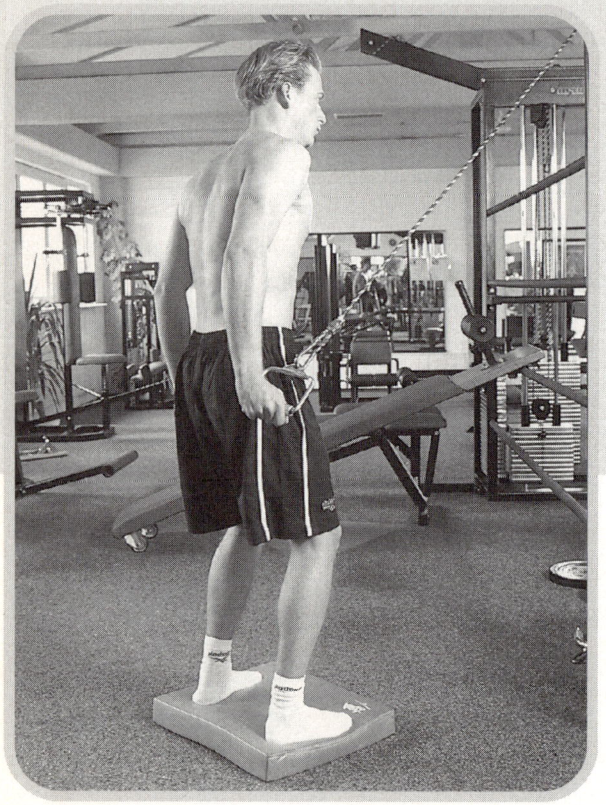

KOORDINATIONSTRAINING ALS MUSKELTRAINING

Ein Koordinationstraining wird leider viel zu häufig unterschätzt, denn man kann auch mit dieser speziellen Trainingsvariante ein hervorragendes Muskeltraining durchführen. Sie steigern Ihre Kraft und gleichzeitig lernen Sie Ihren Körper besser kennen. Regelmäßig ausgeführtes Koordinationstraining hat einen großen Vorteil: Sie setzen nur noch die Muskeln ein, die für die Ausführung einer Bewegung notwendig sind. Das gilt sowohl für den Sport als auch für den Alltag. Zunächst möchten wir Sie aber darüber aufklären, was Koordination eigentlich ist. Laut Definition versteht man darunter das Zusammenwirken des zentralen Nervensystems und der Skelettmuskulatur innerhalb eines gezielten Bewegungsablaufes. Koordination wird zusätzlich unterteilt in die Bereiche Geschicklichkeit und Gewandtheit. Während die Gewandtheit die koordinative Qualität der Gesamtmotorik (so wie Sie sich insgesamt bewegen) darstellt, definiert sich die Geschicklichkeit als die koordinative Qualität der feinmotorischen Bewegungen von Teilen des Bewegungsapparates (z. B. sich richtig zu bücken, um einen Gegenstand aufzuheben). Bei einer guten Koordination sind Sie besser in der Lage, Bewegungen in vorhersehbaren und unvorhersehbaren Situationen sicher, ökonomisch und vor allem rückengerecht zu beherrschen und schnell zu erlernen.

Die Bedeutung einer guten Koordination für den Alltag

Wenn Sie über gute koordinative Fähigkeiten verfügen, können Sie in fast allen Lebenssituationen zielgerichteter handeln. Sie können Bewegungen präziser und mit einem geringeren Muskelaufwand durchführen. Eine wichtige Grundlage koordinativer Fähigkeiten ist der Bewegungsschatz und die Bewegungserfahrung. Wenn neue Bewegungsformen erlernt werden sollen, basieren diese immer auf der Grundlage bereits vorhandener Koordinationsverbindungen. Das bedeutet, wenn Sie sich in Ihrer Kindheit und Jugend vielfältig und abwechslungsreich bewegt haben, verfügen Sie über einen größeren Bewegungsschatz. Vorteil: Sie sind schnell in der Lage, auch neue Bewegungsformen zu erlernen, da Sie auf bereits vorhandene Bewegungsmuster zurückgreifen können.

Training der Koordination

Das Koordinationstraining unterteilt sich in:

1. intramuskuläres Koordinationstraining
2. intermuskuläres Koordinationstraining.

zu 1: Intramuskuläres Koordinationstraining beschreibt das Zusammenspiel aller Muskelfasern innerhalb eines einzigen Muskels. Diese Trainingsform ist wichtig, um die maximale Kraftentwicklung eines Muskels voll auszunutzen. Eine Trainingsform, die vor allem Hochleistungssportler durchführen müssen.

Und so geht's:

Die Übungen werden mit 70–100 Prozent der Maximalkraft durchgeführt. Man macht 3–8 Serien mit 6–2 Wiederholungen. Die Serienpause beträgt 3–5 Minuten.

zu 2: Das intermuskuläre Koordinationstraining schult das Zusammenspiel verschiedener Muskeln, die an einer Bewegung beteiligt sind. Diese Trainingsform ist äußerst effektiv und sehr abwechslungsreich.

Und so geht's:

1. Sie können die Bewegungsausführungen variieren, z. B. Übungen mit Tempo- und Rhythmuswechsel durchführen.
2. Sie können die äußeren Bedingungen verändern, z. B. Partnerübungen machen, auf ungleichem oder wackligem Boden trainieren.
3. Sie können Einzelbewegungen kombinieren, z. B. gegengleich arbeiten und Bewegungsabfolgen üben.
4. Sie können unter Zeitdruck trainieren, dazu gehört die Reaktionsschulung.
5. Sie können die Informationsaufnahme variieren, z. B. Üben vor dem Spiegel, Balancieren mit verbundenen Augen.
6. Sie können mit so genannter Vorbelastung trainieren, z. B. schwierige Bewegungsaufgaben am Ende der Trainingseinheit ausführen.

Je größer Ihr Bewegungsschatz ist, desto leichter werden Ihnen die verschiedenen Übungen fallen. Wichtiger Hinweis für Ihr Training: Beginnen Sie mit den leichten Übungen und arbeiten Sie sich zu den schwierigeren und komplexeren Übungen durch. Das bedeutet, dass Sie anfangs ohne Übungsgerät trainieren sollten.

Ein koordinatives Training sollte, bis auf wenige Ausnahmen (z. B. Üben nach Vorbelastung) immer direkt nach dem Aufwärmen absolviert werden. Körper und Geist sind noch ausgeruht. Im Laufe des Trainings lässt sowohl die Kraft als auch die Konzentration nach und das wirkt sich negativ auf die Koordination aus.

Ausgangsstellung: Gehen oder Laufen auf der Stelle

Während des Laufens versuchen Sie, einen Arm zur Decke, den zweiten Arm nach vorne zu strecken. Im selbst gewählten Rhythmus die Positionen der Arme wechseln.

Wiederholen Sie die Übung zwei Minuten.

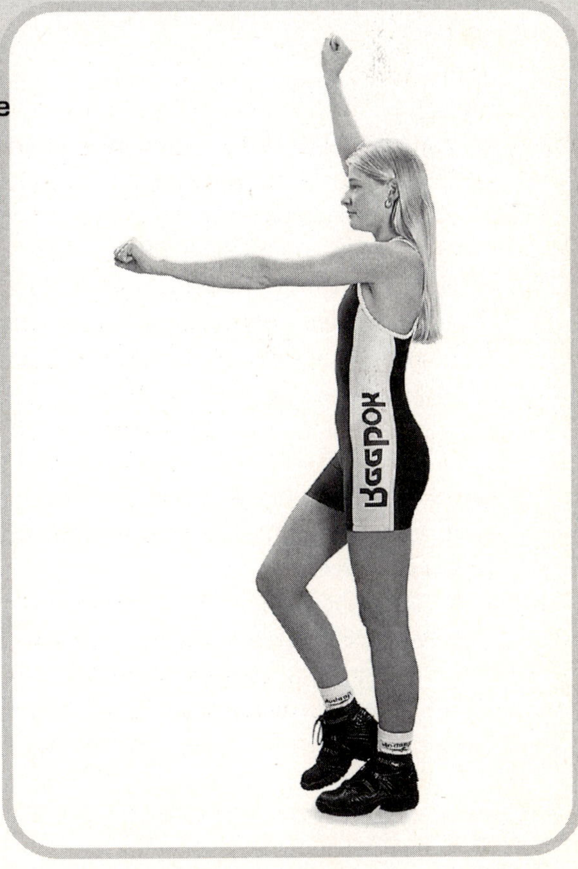

Ausgangsstellung: Gehen auf der Stelle

Bei jedem dritten Schritt des Gehens versuchen Sie, ein Knie zur Brust heranzuziehen. Nach drei Durchgängen für jede Seite ziehen Sie bei jedem dritten Schritt Ihre Ferse zum Gesäß.

Wiederholen Sie die Bewegungsabfolge, bis Ihnen keine Fehler mehr unterlaufen.

Ausgangsstellung: Vierfüßlerstand

Verlagern Sie Ihr Gewicht auf das rechte Knie und die linke Hand. Heben Sie das linke Knie vom Boden ab und ziehen es unter den Körper. Gleichzeitig führen Sie Ihren rechten Ellbogen unter den Körper zum angewinkelten Knie. Anschließend strecken Sie den rechten Arm und das linke Bein.

Wiederholen Sie die Übung in fünf Serien mit sechs Wiederholungen pro Seite.

Ausgangsstellung: Vierfüßlerstand

Verlagern Sie Ihr Gewicht und heben Sie Ihre rechte Hand kurz vom Boden ab (Ellbogen beugen). Anschließend setzen Sie die rechte Hand wieder ab und lösen die linke Hand. Anschließend heben und senken Sie das linke Bein. Als Letztes lösen Sie das rechte Bein kurz vom Boden.

Wiederholen Sie die Wechselbelastung etwa dreißig Sekunden und führen dann einen Richtungswechsel durch (rechte Hand, linkes Bein, rechtes Bein, linke Hand).

Ausgangsstellung: Vierfüßlerstand (Partnerübung)

Verlagern Sie Ihr Gewicht auf das rechte Bein und die linke Hand. Heben Sie das linke Bein und die rechte Hand vom Boden ab und strecken Sie sie in Verlängerung der Wirbelsäule. Der Partner kniet neben dem Übenden und stört das Gleichgewicht, indem er mit der Hand an verschiedenen Stellen gegen den Körper des Übenden drückt. Der Berührungspunkt sollte ständig wechseln, z. B. seitlich an der Hüfte, unter das gestreckte Bein, von oben auf den gestreckten Arm, evtl. an zwei Stellen gleichzeitig drücken.

Versuchen Sie, Ihr Gleichgewicht etwa dreißig Sekunden zu halten, nach einer ebenso langen Pause belasten Sie die andere Seite.

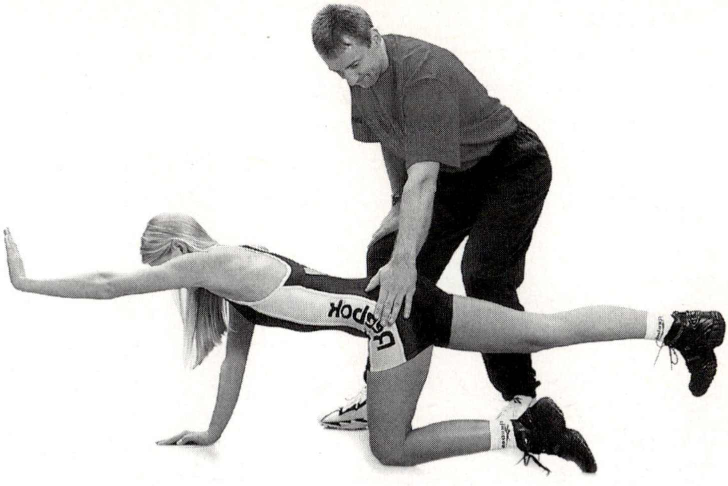

>> Gleichgewichtsschulung mit Partner im Vierfüßlerstand

Training der Koordination mit Übungsgerät

Minitrampolin

Ausgangsstellung: Laufen auf dem Trampolin

Während des Laufens auf der ungewohnten Unterlage springen Sie alle vier Schritte in den Grätschstand. Beugen Sie dabei die Knie und halten Sie den Oberkörper aufrecht. Nachdem Sie den stabilen Stand wieder gefunden haben, laufen Sie weiter.

Wiederholen Sie die Abfolge in drei Serien jeweils eine Minute.

Ausgangsstellung: Hüpfen auf dem Trampolin

Hüpfen Sie vier Sprünge auf beiden Füßen, anschließend beugen Sie das rechte Bein und hüpfen nur auf dem linken Fuß. Nachdem wieder beide Füße vier Sprünge gemacht haben, hüpfen Sie nur auf dem rechten Fuß.

Wiederholen Sie die Abfolge in drei Serien jeweils eine Minute.

Ausgangsstellung: Stand

Beugen Sie den Oberkörper vor und stützen Sie sich mit beiden Händen auf dem Ball ab. Legen Sie die Knie an den Ball. Verlagern Sie nun das Gleichgewicht nach vorn und versuchen, im Vierfüßlerstand auf dem Ball zu verharren. Zur Intensitätssteigerung können Sie versuchen, einen Arm nach vorn zu strecken.

Versuchen Sie, den Vierfüßlerstand dreißig Sekunden zu halten. Führen Sie drei Serien durch.

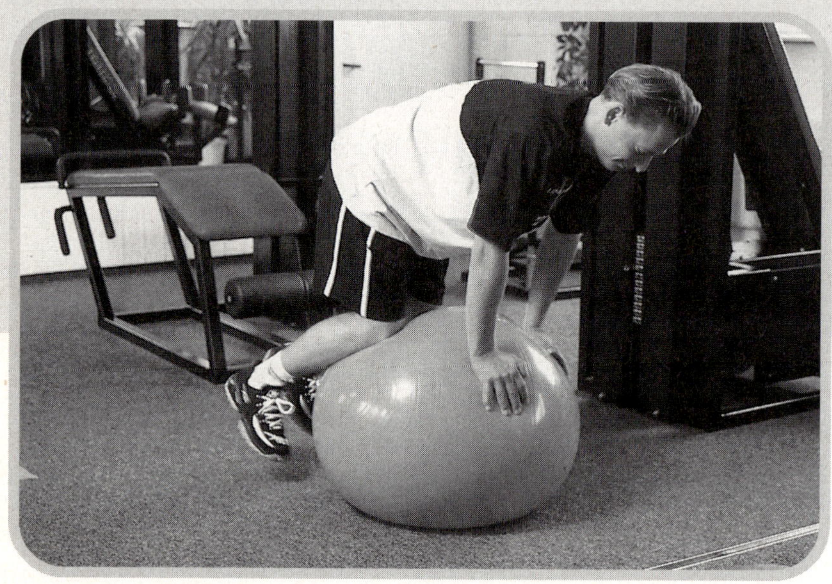

>> Vierfüßlerstütz auf dem Pezziball

Pezziball und Zugapparat

Ausgangsstellung: Sitz auf dem Ball

Alle Übungen, die im Kapitel Krafttraining mit dem Zugapparat beschrieben wurden, können Sie auch im Sitzen auf dem Ball durchführen. Die gesteigerte Intensität ergibt sich aus der instabilen Position.

Ausgangsstellung: Rückenlage auf dem Ball, Kopf zum Zugapparat

Legen Sie sich mit der Brustwirbelsäule auf den Ball, die Beine sind im rechten Winkel gebeugt, die Füße am Boden aufgesetzt. Beide Hände fassen den Griff des Zugapparates (Befestigungshöhe 150 cm). Die Arme ziehen im Bogen zu den Beinen. Rollen Sie dabei den Oberkörper so weit ein, dass die Schulterblätter vom Ball abheben.

Wiederholen Sie die Übung zwölfmal in vier Serien. Die Pause zwischen den Serien beträgt eine Minute.

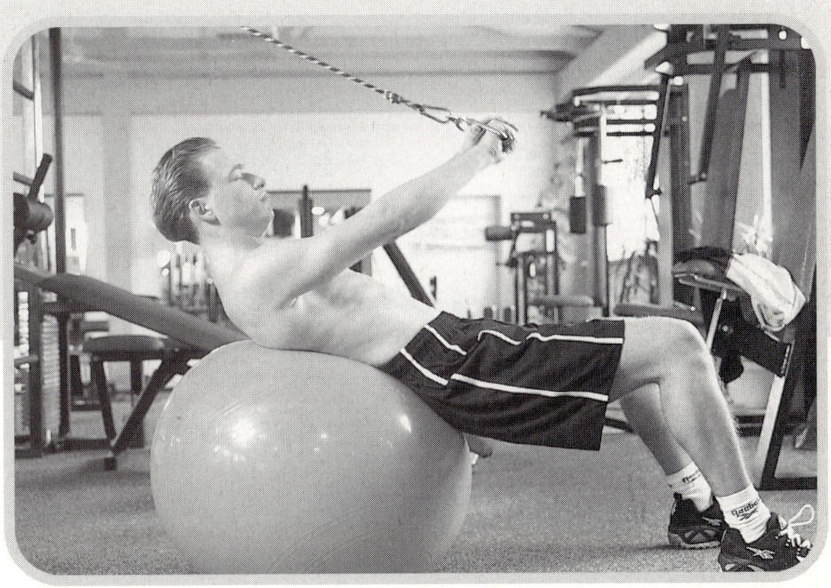

>> Koordinatives Bauchmuskeltraining

Ausgangsstellung: Bauchlage auf dem Pezziball, Kopf am Zugapparat

Stellen Sie die Befestigung des Zugapparates auf die Höhe des liegenden Körpers ein. Die Füße stützen am Boden, die Gesäßmuskeln sind angespannt. Fassen Sie mit der rechten Hand den Griff und heben Sie das linke Bein vom Boden ab. Ziehen Sie den rechten Arm so weit zum Körper heran, dass der Oberarm am Körper anliegt. Nachdem Sie den Arm wieder gestreckt haben, fasst die linke Hand den Griff, das rechte Bein hebt vom Boden ab.

Wiederholen Sie die Übung achtmal pro Seite. Mit Serienpausen von einer Minute führen Sie vier Sätze durch.

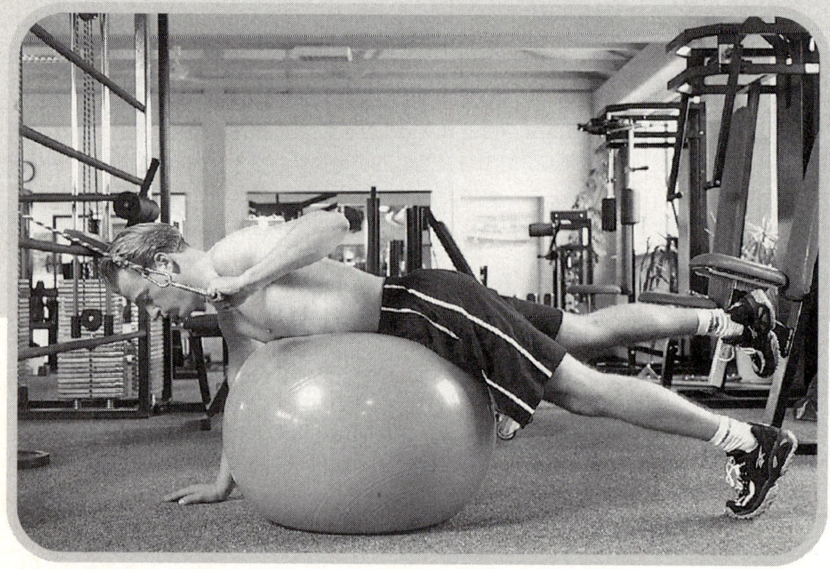

>> Koordinatives Rückenmuskeltraining

Kreisel / Schaukelbrett / Weichbodenmatte

Ausgangsstellung: Stand auf der instabilen Unterlage

Nachdem Sie die Balance gefunden haben, können Sie verschiedene Bewegungen zur Eingewöhnung durchführen:

- Knie beugen und in die Hocke gehen
- Einbeinstand, Gleichgewicht halten
- aufrechter Stand, dabei kleine Bälle jonglieren
- als Partnerübung: Ball zuwerfen (Variation der Würfe: gerade, hoch, tief)
- Sitz auf dem Kreisel (evtl. auf einer Liege), Ball zuwerfen
- Übungen am Zugapparat (wie bereits beschrieben).

Ausgangsstellung: Rückenlage auf der Beinpresse

Legen Sie zwischen die Abdruckfläche und die Füße eine instabile Unterlage, z. B. einen Kreisel, weichen Ball oder Ähnliches. Führen Sie dann folgende Übung durch: Beine beugen und strecken (Beine nicht durchstrecken, Knie nicht weiter als 90 Grad beugen).

10. Kapitel

Aufbau einer Übungseinheit

Der Aufbau, die Gestaltung und die Dauer einer Übungseinheit hängen im Wesentlichen vom Trainingsziel des Übenden ab. Wie Sie im Verlauf des Buches sicherlich schon festgestellt haben, ist es von besonderer Bedeutung, die Rumpfmuskulatur zu stärken, um damit die Wirbelsäule zu unterstützen und zu schonen. Jetzt taucht natürlich die Frage auf, wie die speziellen Übungen in ein Gesamtprogramm integriert werden können.

In der Praxis hat es sich als zweckmäßig erwiesen, die Übungseinheit in einen vorbereitenden, einen Haupt- und einen abschließenden Teil zu gliedern. Inhaltlich hängen die drei Teile eng zusammen, wobei die Gestaltung des Hauptteils ausschlaggebend ist. Dazu im Einzelnen:

DREI TEILE

Aufwärmen – das gehört einfach dazu

Nicht nur für Spitzensportler, sondern für jeden sportlich Tätigen handelt es sich beim Aufwärmen um die wichtigste Maßnahme der Trainingsvorbereitung. Sie sollten wissen, dass es nicht egal ist, zu welcher Tageszeit Sie Ihr Muskeltraining absolvieren. Denn die Leistungsfähigkeit Ihres Körpers unterliegt biorhythmischen Schwankungen. Normalerweise treiben Sie wahrscheinlich in den Abendstunden Sport. Der Körper stellt sich darauf ein und entwickelt bereits im Laufe des Nachmittags eine erhöhte Leistungsbereitschaft. Wenn Sie beispielsweise am Wochenende mal in den Morgenstunden trainieren wollen, müssen Sie sich etwas intensiver aufwärmen. Der Körper muss nämlich erst einmal in Fahrt kommen. Wichtiger Hinweis für ältere Sportler: Sie müssen sich grundsätzlich etwas länger aufwärmen als jüngere. Die Organe arbeiten im Alter ein wenig langsamer.

Obwohl Sie sich bei einem Muskeltraining in geschlossenen Räumen aufhalten und es deshalb selten vorkommt, dass Sie sich in der freien Natur aufwärmen, möchten wir Ihnen dennoch einen kurzen Hinweis geben: Wenn es draußen kalt ist, reicht es nicht aus, sich nur so weit aufzuwärmen, dass man nicht mehr friert. Auch die ersten Schweißtropfen auf der Stirn haben nichts mit einem vernünftigen Aufwärmprogramm zu tun, selbst wenn es heiß ist.

Ganz wichtig: Sie müssen die Muskulatur durch eine aktive Tätigkeit aufwärmen. Völlig verkehrt dagegen ist eine Wärmezufuhr von außen, etwa durch entsprechende Salben oder durch einen Saunagang. Das bringt überhaupt nichts.

Aktives Aufwärmen auf einem Fahrradergometer, einem Laufband oder vielleicht doch durch Joggen in der freien Natur erhöht Ausdauer, Schnelligkeit und Kraft der Muskulatur. Es verbessert die Bewegungskoordination, die Reaktionsschnelligkeit und Beweglichkeit. Es erhöht die Leistungsbereitschaft und senkt die Verletzungsanfälligkeit. Aufwärmen stimuliert den Kreislauf und regt die Herztätigkeit an. In der arbeitenden Muskulatur erweitern sich die Gefäße. Die Nervenleitgeschwindigkeit erhöht sich und das wirkt sich positiv auf die Muskelspannung aus. Die Muskeln können sich besser entspannen und verbrauchen weniger Energie.

Aufwärmen kann man sich aber auch durch kleine Ballspiele, Laufen auf der Stelle, auf einem Trampolin oder einem Laufband sowie Einfahren bei geringer Intensität auf dem Fahrradergometer. Fünf, besser zehn Minuten Zeit sollten Sie sich dafür schon lassen. Der spezielle Teil des Aufwärmprogramms sollte auf die Inhalte des Hauptteils vorbereiten. Für das Training an Geräten könnten Sie beispielsweise einen Durchgang mit sehr geringer Intensität ausführen. Das hat den Vorteil, dass Sie die spezifischen Bewegungsabläufe schon mal einüben können. Die benötigten Muskeln werden auf die kommende Belastung vorbereitet.

Zu einem vernünftigen Aufwärmtraining gehört auch ein Stretchingprogramm. Die Intensität sollte am Beginn sehr niedrig sein, erst im dritten Durchgang der Dehnung sollten Sie die Positionen einnehmen, bei denen Sie einen stärkeren Dehnreiz spüren. Insgesamt sollte der vorbereitende Teil keine zu hohe Intensität haben und vom Zeitaufwand immer im Verhältnis zur Gesamttrainingszeit stehen. Sie sollten selbst entscheiden, ob ein spezielles Aufwärmen notwendig ist oder die allgemeine

Erwärmung für Ihren Körper und die bevorstehende Trainingsbelastung ausreicht.

Als Merksatz gilt: *Je intensiver die Übungen (je höher die Trainingsgewichte), desto länger und spezifischer sollten Sie sich aufwärmen.*

Der Hauptteil

Für den Hauptteil einer Übungseinheit müssen Sie im Fitness- und Freizeitbereich zwischen 20 und 40 Minuten einplanen. Entsprechende Vorschläge für den Hauptteil einer Übungseinheit finden Sie im nachfolgenden Kapitel. Je nach Leistungsstand sind Sie unterteilt in ein Minimal- oder Optimalprogramm.

Der abschließende Teil (Abwärmen)

Das Abwärmen ist ebenfalls Bestandteil jeder Übungseinheit. Der Zeitrahmen richtet sich nach der Intensität der Übungen des Hauptteils, liegt aber zeitlich in einem Rahmen von fünf bis fünfzehn Minuten. Abwärmen leitet nicht nur die Erholungs- und Wiederherstellungsprozesse ein, die lockeren Bewegungen beschleunigen sogar die Regeneration. Das Herz-Kreislauf-System wird in kleinen Schritten auf den Normalzustand zurückgeleitet, denn ein abruptes Stoppen einer Belastung kann zu Kreislaufproblemen führen.

Das Abwärmen kann die gleichen Inhalte haben wie das Aufwärmen, nur mit absteigender Intensität.

INTENSITÄT EINER ÜBUNGSEINHEIT

Die Intensität wird über zwei verschiedene Komponenten kontrolliert: über die Herzfrequenz und über den Krafteinsatz. Die Herz- oder Pulsfrequenz spielt beim Muskeltraining eine untergeordnete Rolle. Anhand der Faustformel

Trainingspuls = 180 Schläge pro Minute minus Lebensalter

können Sie Ihr Training kontrollieren. Bei sehr hohem Ruhepuls (höher als 85 Schläge pro Minute) können Sie den ermittelten Wert um 10 Schläge erhöhen. Der maximale Puls (errechnet: 220 Schläge pro Minute minus Lebensalter) sollte während einer Übungseinheit nicht überschritten werden. Wenn Sie die Übungen richtig ausführen, ist die Belastung für das Herz-Kreislauf-System so gering, dass Sie nicht in den kritischen Bereich kommen. Vor allem dann nicht, wenn Sie wie vorgegeben die Bewegungen ruhig und mit gleichmäßiger Atmung durchführen. Bei bekannten Herzbeschwerden oder Einnahme von Medikamenten sollten Sie Ihren Puls aus Sicherheitsgründen während des Trainings messen.

Die Herz- oder Pulsfrequenz können Sie manuell zählen oder mit Hilfe eines Messgerätes ermitteln. Die Frequenz lässt sich besonders deutlich an der Halsschlagader (Arteria carotis) und der Schlagader unterhalb des Daumenballens (Arteria radialis) fühlen. Bei der Ermittlung legen Sie Zeige- und Mittelfinger flach auf die Hals- oder Handschlagader. Benutzen Sie auf keinen Fall den Daumen, da dieser einen Eigenpuls besitzt. Die zu spürenden Schläge zählen Sie über einen Zeitraum von 15 Sekunden, dann multiplizieren Sie den Wert mit vier, um den Minutenwert zu ermitteln.

Der Krafteinsatz ist für das Muskeltraining ein wichtiger Intensitätsfaktor. Während der Übungsdurchführung ermüdet ein Muskel. Das hat zur Folge, dass es zu fehlerhaften Bewegungen kommt, die der Trainierende selbst gar nicht wahrnimmt. Um Ausweichbewegungen und damit Fehlbelastungen zu vermeiden, hat es sich als sinnvoll erwiesen, einen Spiegel als visuelle Haltungskontrolle aufzustellen. Aber auch ein Trainingspartner oder Beobachter kann die Bewegungsausführung kontrollieren. Sie sollten eine Übung lieber frühzeitig abbrechen, als dass durch Fehlbelastungen Schäden oder Entzündungen entstehen. Halten Sie sich an die Testergebnisse (siehe Kapitel Testformen zur Ermittlung der Maximalkraft). Und ganz wichtig: Haben Sie Geduld. Muskuläre Verbesserungen stellen sich erst nach etwa vier Wochen regelmäßigem Training ein.

Je nachdem, welches Trainingsziel Sie haben (Training der intermuskulären Koordination, lokales Ausdauertraining etc.), sollten Sie die Gewichte für die jeweiligen Übungen errechnen. Dazu ein wichtiger Hinweis: Man ist nicht jeden Tag gleich gut drauf. Achten Sie auf Ihren Körper und überfordern Sie ihn nicht. Wie das in der Trainingspraxis aussieht, lässt sich am besten an einem Beispiel erklären: Angenommen, Sie müssen 3 Serien mit je 20 Wiederholungen absolvieren. Die erste und zweite Serie trainieren Sie mit 20 Wiederholungen. Im dritten und damit letzten Satz führen Sie so viele Bewegungen aus, wie es ohne Ausweichbewegungen möglich ist. Es können mehr Wiederholungen, die vorgegebene Anzahl, aber auch weniger Wiederholungen sein, je nachdem, wie Sie sich fühlen. Die erreichte Wiederholungszahl notieren Sie in Ihrem Trainingsplan. Im folgenden Training beginnen Sie dann wieder mit der vorgegebenen Anzahl. Wenn Sie in der Lage sind, regelmäßig in der letzten Serie doppelt so viele Übungen wie vorgegeben zu trainieren, können Sie das Gewicht um eine Einheit erhöhen.

TRAININGSBEISPIEL FÜR EIN MINIMALPROGRAMM

Das Minimalprogramm ist besonders für Personen geeignet, die noch nie oder über viele Jahre hinweg keinen Sport getrieben haben. Damit es zu Anpassungserscheinungen kommt, sollte eine Einheit etwa zwanzig Minuten dauern. Das Auf- und Abwärmen von zehn Minuten muss noch dazu addiert werden. Wenn Sie nur einmal wöchentlich trainieren, können Sie Ihren derzeitigen Leistungsstand lediglich erhalten. Wenn Sie jedoch zwei- bis dreimal in der Woche aktiv sind, stellen sich recht schnell Leistungsverbesserungen ein. Wichtiger Hinweis für Anfänger: Planen Sie zwischen den jeweiligen Übungseinheiten ein bis zwei Tage Regeneration ein. Die Muskulatur sowie das Binde- und Stützgewebe haben so die Möglichkeit, sich von dem Trainingsreiz zu erholen.

Das Minimalprogramm erstreckt sich insgesamt über zwölf Wochen. Wer innerhalb dieses Zeitraumes die Übungseinheiten konsequent und regelmäßig durchführt, natürlich immer mit Rücksicht auf das eigene Wohlbefinden, kann sich über schöne Trainingserfolge freuen.

Das folgende Minimalprogramm bietet Ihnen eine systematisch aufgebaute Übungsreihe für die gesamte Rumpfmuskulatur sowie angrenzende Bereiche. Vor jedem Übergang in die nächste Trainingsphase sollten Sie einen erneuten Maximalkrafttest absolvieren (siehe Kapitel Ermittlung der Maximalkraft). Nur so ist sichergestellt, dass Sie mit dem für Sie richtigen Gewicht arbeiten.

Falls Ihnen ein Übungsgerät nicht zur Verfügung steht, sollten Sie es durch ein ähnliches Gerät ersetzen, welches die gleiche Muskelgruppe trainiert. Falls Ihnen ein Therapeut oder Betreuer zur Verfügung steht: keine Scheu, immer um Hilfe bitten.

Trainingsprogramm für die 1.–3. Woche

Trainingsziel: Verbesserung der intermuskulären Koordination

Intensität:	10–30 % der Maximalkraft
Wiederholungen:	5, jedoch maximal 45 Sekunden
Serien:	1–4
Pause:	etwa 30 Sekunden

- Training der geraden Bauchmuskeln auf der Schrägbank
- Training der schrägen Bauchmuskeln
- Kräftigung der Rückenmuskulatur mit ausgestreckten Armen
- Kräftigung der Rückenmuskeln im Vierfüßlerstand
- Dehnung der Rückenmuskeln
- Zugapparat / Theraband: Kräftigung der Brust- und Bauchmuskeln
- Zugapparat: Kräftigung der Brust-, Schulter- und Rückenmuskulatur
- Dehnung der Brustmuskulatur
- Theraband: Kräftigung der Rückenstrecker und der seitlichen Rückenmuskeln
- Kräftigung der Beinstreckmuskulatur
- Dehnung der Oberschenkelrückseite

Trainingsprogramm für die 4.–6. Woche:

Trainingsziel: Verbesserung der lokalen Muskelausdauer

Intensität:	30–40 % der Maximalkraft
Wiederholungen:	12–25
Serien:	1–4
Pause:	30–60 Sekunden

- Kräftigung der geraden Bauchmuskeln
- Training der schrägen Bauchmuskeln mit dem Zugapparat
- Dehnung der Bauchmuskulatur
- Kräftigung der Rückenmuskulatur mit angewinkelten Armen
- Hantelübung zur Kräftigung der Schulter-, Nacken- und Oberarmmuskulatur
- Dehnung der hinteren Schultermuskulatur
- Zugapparat: Kräftigung der geraden und schrägen Bauchmuskeln
- Zugapparat: Kräftigung des Bizeps, des großen Rückenmuskels und der Zwischenschultermuskulatur
- Zugapparat: Kräftigung der Schulter-, Rücken- und Nackenmuskulatur
- Dehnung der seitlichen Halsmuskeln
- Kräftigung der Kniestrecker
- Dehnung der Hüftbeuger
- Dehnung der Oberschenkelvorderseite

Trainingsprogramm für die 7.–9. Woche:

Trainingsziel: Erhaltung der lokalen Muskelausdauer

Intensität:	40 % der Maximalkraft
Wiederholungen:	12–25
Serien:	1–6
Pause:	30–60 Sekunden

- Dehnung der Oberschenkelrückseite
- Zugapparat/Theraband: Kräftigung der Gesäßmuskulatur
- Zugapparat/Theraband: Kräftigung der Beinabduktoren
- Hanteln: Kräftigung der Rückenmuskeln
- Hanteln: Mobilisation der Schulter
- Zugapparat: Kräftigung der Rücken-, Nacken- und Schultermuskeln
- Theraband: Kräftigung der oberen Rückenmuskulatur
- Dehnung der hinteren Nackenmuskeln
- Zugapparat: Kräftigung der geraden Bauchmuskeln
- Zugapparat: Kräftigung der gesamten Bauchmuskulatur, der Schulter- und Armmuskulatur
- Kräftigung der Rückenmuskulatur auf der Bank
- Dehnung der Rumpfmuskulatur

Trainingsprogramm für die 10.–12. Woche:

Trainingsziel: Muskelkraftzunahme

Intensität:	Anfänger 40–60 % der Maximalkraft
Wiederholungen:	15–8
Serien:	2–6
Pause:	60–90 Sekunden

- Kräftigung der geraden Bauchmuskeln
- Kräftigung der unteren Bauchmuskulatur
- Kräftigung der Rückenmuskeln an einem speziellen Trainingsgerät (statisch)
- Hantelübung zur Kräftigung des Trapezmuskels und des Rückenstreckers
- Dehnung der hinteren Schultermuskulatur
- Zugapparat: Kräftigung der Arm-, Nacken-, Rücken- und Schultergelenkmuskulatur
- Zugapparat: Kräftigung der Rumpf-, Schulter- und Brustmuskulatur
- Dehnung der Brustmuskulatur mit einem Handtuch
- Kräftigung der hinteren Oberschenkelmuskulatur
- Kräftigung der vorderen Oberschenkelmuskulatur

- Theraband: Kräftigung der Rücken- und Schultermuskeln, Üben des geraden Vorbeugens
- Dehnung der Oberschenkelrückseite (Stand)

TRAININGSBEISPIEL FÜR EIN OPTIMALPROGRAMM

Nach zwölf Wochen Training können Sie vom Minimal- zum Optimalprogramm übergehen. Direkt einsteigen in das Optimalprogramm können sportlich geübte Menschen, die bereits über einen längeren Zeitraum wenigstens zweimal wöchentlich Sport getrieben haben.

Der Umfang und die Intensität des Trainings steigern sich auf drei bis vier Einheiten in der Woche, mit einer Dauer von 30–60 Minuten (ohne Auf- und Abwärmphase). Aufgrund der erhöhten Leistungsfähigkeit haben die Programme das Ziel der Kraftsteigerung. Dabei ändern sich trainingsmethodisch die Intensitäten in den einzelnen Phasen.

Trainingsprogramm für die 1.–4. Woche:

Trainingsziel: Verbesserung der lokalen Muskelausdauer

Intensität:	40 % der Maximalkraft
Wiederholungen:	12–25
Serien:	1–6
Pause:	30–60 Sekunden

- Training der schrägen Bauchmuskeln
- Training der unteren Bauchmuskeln auf der Schrägbank
- Dehnung der Bauchmuskulatur
- Kräftigung der Rückenmuskeln mit ausgestreckten Armen
- Hantelübung zur Kräftigung des Trapezmuskels
- Zugapparat: Kräftigung der seitlichen Bauchmuskulatur
- Zugapparat: Kräftigung der Brust-, Schulter- und Rückenmuskulatur
- Dehnung der Brustmuskulatur

- Kräftigung der Muskulatur der Halswirbelsäule
- Kräftigung der oberen Rückenmuskulatur
- Theraband: Kräftigung der Rücken-, Gesäß- und hinteren Oberschenkelmuskulatur
- Kräftigung der Beinstreckmuskulatur
- Kräftigung der Wadenmuskulatur
- Dehnung der Wadenmuskulatur

Trainingsprogramm für die 5.–8. Woche:

Trainingsziel: Muskelkraftzunahme

Intensität:	Fortgeschrittene 60–80 % der Maximalkraft
Wiederholungen:	15–8
Serien:	2–6
Pause:	60–90 Sekunden

- Gehen oder laufen auf der Stelle
- Vierfüßlerstütz
- Kräftigung der Schultermuskulatur
- Kräftigung der Gesäßmuskulatur
- Kräftigung der Beinabduktoren
- Kräftigung der Oberschenkelmuskulatur
- Stabilisation des Rumpfes bei seitlichen Bewegungen der Arme
- Theraband: Kräftigung der gesamten Rücken- und Gesäßmuskulatur
- Theraband: Kräftigung der Streckmuskulatur der Halswirbelsäule
- Zugapparat: Kräftigung der Rumpf-, Schulter- und Brustmuskulatur
- Zugapparat: Kräftigung der Schulter-, Rücken- und Nackenmuskulatur
- Zugapparat: Kräftigung der Brust- und Bauchmuskulatur
- Übung zur Kräftigung der Rückenmuskulatur mit angewinkelten Armen
- Training der unteren Bauchmuskulatur

Trainingsprogramm für die 9.–10. Woche:

Trainingsziel: Verbesserung der intramuskulären Koordination

Intensität:	70–100 % der Maximalkraft
Wiederholungen:	6–2
Serien:	3–8
Pause:	3–5 Minuten

- Gehen auf der Stelle
- Vierfüßlerstütz (Partnerübung)
- Rückenlage auf dem Ball, Kopf zum Zugapparat
- Bauchlage auf dem Pezziball, Kopf am Zugapparat
- Dehnung der Brustmuskulatur (Hanteln)
- Dehnung/Entlastung der Rückenmuskulatur
- Zugapparat: Übung zur Kräftigung des Bizeps, des großen Rückenmuskels und der Zwischenschultermuskulatur
- Kräftigung der Schultermuskeln (Hanteln)
- Kräftigung der Schultermuskeln (Sitz mit Hanteln)
- Übung zur Kräftigung der hinteren Oberschenkelmuskulatur
- Kräftigung der vorderen Oberschenkelmuskulatur
- Dehnung der Hüftbeuger
- Dehnung der Oberschenkelvorderseite
- Dehnung der Oberschenkelrückseite

Trainingsprogramm für die 11.–14. Woche:

Trainingsziel: Verbesserung der lokalen Muskelausdauer

Intensität:	40 % der Maximalkraft
Wiederholungen:	12–25
Serien:	1–6
Pause:	30–60 Sekunden

- Vierfüßlerstütz
- Koordinatives Training im Vierfüßlerstütz auf dem Pezziball
- Training der geraden Bauchmuskeln auf der Schrägbank
- Training der schrägen Bauchmuskeln mit dem Zugapparat
- Übung zur Kräftigung der Rückenmuskeln an einem speziellen Trainingsgerät (dynamisch)
- Hantelübung zur Kräftigung der Schulter-, Nacken- und Oberarmmuskulatur
- Hantelübung zur Kräftigung des Trapezmuskels
- Dehnung der hinteren Nackenmuskeln
- Dehnübung der hinteren Schultermuskulatur
- Dehnung der seitlichen Halsmuskeln
- Zugapparat: Kräftigung der gesamten Bauchmuskulatur, der Schulter- und Armmuskulatur
- Zugapparat: Übung zur Kräftigung der Rücken-, Nacken- und Schultermuskeln
- Theraband: Kräftigung der Rücken-, Gesäß- und hinteren Oberschenkelmuskulatur
- Kräftigung der Kniestrecker

Wenn Sie die beschriebenen Trainingsprogramme absolviert haben, sollten Sie jetzt auch selbst in der Lage sein, die nächsten Einheiten zu planen. Führen Sie weiterhin Protokoll über die Trainingsinhalte. Regelmäßige Überprüfungen des Leistungsstandes werden Ihnen zeigen, dass sich das Training lohnt. Wir wünschen weiterhin viel Erfolg und vor allem Spaß beim Training!

11. Kapitel

So finde ich das richtige Fitnessstudio

Kommen wir zu einem sehr wichtigen Bereich. Der Wunsch nach Waschbrettbauch, knackigem Po und Wespentaille treibt immer mehr Menschen in die Fitnessstudios. Mehr als dreieinhalb Millionen Deutsche suchen mehr oder weniger regelmäßig eines der etwa 6000 Studios im Lande auf. Mehr als die Hälfte von ihnen sind Frauen. Erschreckend ist jedoch, dass 80 Prozent aller Neueinsteiger nach spätestens sechs Monaten das Training wieder einstellen. Und mindestens ein Drittel der Studiomitglieder sind passive Kunden – sie bezahlen zwar den Beitrag, aber sie nutzen das Angebot nicht mehr. Lesen Sie hier, welche Gesichtspunkte Sie bei der Wahl des Studios auf die richtige Fährte bringen können. Auf den ersten Blick lassen sich nämlich nur die extremen Vertreter der Branche unterscheiden. Da gibt es zum einen die «Muckibuden» der Bodybuilder. Sie sind leicht an den großen Hanteln, den massiven Gewichten und an Trainern zu erkennen, die vor Kraft kaum laufen können. Ebenso leicht lassen sich die vornehmen Gesundheitsstudios mit ihren medizinischen Apparaturen und einem Hauch von Krankengymnastik identifizieren. Bei allem, was dazwischen liegt, hilft nur gründliche Recherche.

Auf die Plaketten und Abzeichen an den Studiotüren ist selten Verlass. Lassen Sie sich nicht von Bezeichnungen wie «Olympia» oder «Universum» in die Irre führen. Dahinter verbergen sich meistens Bodybuilding-Studios, die wenig Wert auf Fitness und Gesundheit legen. Der Zusatz «Schule» verweist in der Regel auf Kampfsportprogramme.

Bevor Sie Mitglied in einem Studio werden, müssen Sie unbedingt das Angebot prüfen. Fitness besteht aus den Bereichen Kraft, Ausdauer und Beweglichkeit. Erkundigen Sie sich, ob der Gerätepark Maschinen bietet, an denen sich all das trainieren lässt. Vielseitigkeit ist gefragt, so sind zum Beispiel Fahrradergometer schon lange nicht mehr die einzigen Ausdauersportgeräte auf dem Markt. Gute Studios bieten auch Laufbänder, Stepper, Skilanglauftrainer, Rudergeräte und Climber an.

Vor allem die Geräte, die von vielen benutzt werden, sollten in genügender Anzahl vorhanden sein. Prüfen Sie das Kursangebot: Tägliche Aerobic-Stunden und ein breit gefächertes Angebot mit Gymnastik und Rückenschulen sollten schon drin sein.

Erkundigen Sie sich auch unbedingt nach der Ausbildung des Personals. Zumindest der Cheftrainer sollte ein abgeschlossenes Hochschulstudium besitzen. Fragen Sie nach der Anzahl der Fach- und Hilfstrainer im Studio und nach der Zahl der Mitglieder, und setzen Sie beides in Relation zu den Trainingszeiten. Rein rechnerisch sollten Ihnen zehn Trainerminuten pro Woche zur Verfügung stehen. Dann können Sie davon ausgehen, dass man Ihnen bei Fragen auch mit Rat und Tat zur Seite stehen wird.

TRAININGSPLÄNE UND -KONTROLLEN

Wenn Sie mit einem Krafttraining in einem Fitnessstudio beginnen, wird man mit Ihnen zusammen einen Trainingsplan aufstellen. Dieser muss auf Ihren körperlichen Zustand und Ihre Ziele zugeschnitten sein. Dazu sollten Sie unter Aufsicht des Personals einen Fitnesstest absolvieren – den Sie später in regelmäßigen Abständen wiederholen, um den Trainingsplan Ihrer verbesserten Leistungsfähigkeit anzupassen. Erkundigen Sie sich nach Dauer, Preis und Umfang des Eingangstests.

Und das gehört zu einem vernünftigen Fitness-Check:

1. ein medizinischer Risiko-Fragebogen mit Erfassung der Körperdaten (Größe, Alter, Gewicht und Gesundheitszustand), d. h. Body-Mass-Index, Blutdruck, Ruhepuls, Körperfettanteil;
2. ein Ausdauertest auf einem Fahrrad- oder Laufbandergometer, ein Krafttest für die wichtigsten Muskelgruppen und ein Flexibilitätstest zur Feststellung der Beweglichkeit und eventuell der verkürzten Muskelgruppen.

Diese Tests dauern in der Regel etwa 60 Minuten und kosten zwischen 80 und 120 Mark. Der Preis ist meist in der Aufnahmegebühr enthalten.

Probetraining

Wenn Ihnen das ausgewählte Studio zusagt, vereinbaren Sie ein Probetraining. Achten Sie dabei besonders auf die Atmosphäre. Es ist wichtig, dass Sie sich wohl fühlen. Wichtig ist auch der Umgang des Personals untereinander und mit den Gästen, die allgemeine Sauberkeit in den Umkleide- und Sanitätsräumen. Können Sie einen Mantel in Ihrem Garderobenschrank aufhängen? Ist überall Staub gewischt?

Fitness-TÜV

Viele Studios werben gerne damit, dass sie die allerneuesten Geräte aufbieten können. Ob aber die Geräte wirklich etwas taugen, kann Ihnen auch die Plakette vom Geräte-TÜV nicht verraten. Der prüft nur, ob die technische Sicherheit gewährleistet ist. Deshalb an dieser Stelle ein paar Tipps, woran Sie gute Geräte erkennen können.

Verstellmöglichkeiten

Jedes Fitnessgerät muss so einzustellen sein, dass es den individuellen Körpermaßen angepasst werden kann. Das gilt für Sitze, Rückenlehnen und Hebelarme. Skalen erleichtern die optimale Einstellung.

Bedienung

Nicht langes Rumhantieren, sondern unkomplizierte Handgriffe – das zeichnet ein gutes Fitnessgerät aus.

Pflegezustand

Alle beweglichen Geräteteile müssen reibungsarm und geräuschlos laufen. Quietschende Stangen oder knirschende Ketten deuten immer auf einen schlechten Zustand der Maschinen hin.

Gewichte

Besonders für Anfänger ist es wichtig, dass sie die Gewichte so niedrig einstellen können, dass sie problemlos 15 bis 20 Wiederholungen schaffen. Bei Erhöhung der Gewichtsabstufungen sind 2,5 Kilogramm ideal, 5 Kilogramm aber auch noch okay.

Widerstand

Ob Fahrrad- oder Rudererergometer, der Widerstand sollte exakt der individuellen Leistungsfähigkeit angepasst werden können. Ideal ist eine Anzeige per Display, die Ihnen genau sagt, mit wie viel Watt Sie gerade strampeln, bzw. bei der Sie vorher eingeben können, mit welchem Kraftaufwand Sie arbeiten möchten.

Verstellmöglichkeiten

Sattelhöheneinstellung und Lenkerpositionierungsmöglichkeiten sollten selbstverständlich sein.

Belastungskontrolle

Am besten sind die Geräte, die bereits ein eingebautes Pulsmessgerät besitzen. Die Messung kann über Sensoren am Griff, über Ohrclips und Brustgurte erfolgen.

DAS BERÜHMTE KLEINGEDRUCKTE

Selbst wenn Sie nach dem Probetraining zufrieden und ganz wild darauf sind, bald loszulegen, versteht es sich von selbst, dass Sie nicht gleich Ihre Unterschrift unter einen Vertrag setzen sollten, den Sie nicht in Ruhe gelesen haben. Berücksichtigen Sie folgende Punkte:

Werden die Kosten für ein Probetraining auf die Mitgliedschaft bzw. die Aufnahmegebühren angerechnet? Werden Urlaubszeiten oder krankheitsbedingte Ausfälle berücksichtigt? Sie sollten wissen, dass Sie mit einem ärztlichen Attest sofort kündigen können (Paragraph 626 BGB – Urteil LG Dortmund).

Belohnt Sie das Studio mit einem beitragsfreien Monat, wenn Sie einen Neukunden werben? Können Sie den Betreiber haftbar machen, wenn Sie sich im Studio an einem Gerät verletzen?

Versuchen Sie durchzusetzen, dass die Mitgliedschaft zumindest vor der ersten Vertragsverlängerung nach dem vereinbarten Zeitraum automatisch endet.

Richtig stemmen will gelernt sein

Wenn Sie das richtige Fitnessstudio gefunden haben, liegt es an Ihnen, ein erfolgreiches Krafttraining durchzuführen. Auch im Fitnessstudio gilt die Devise: Wer sich zu viel zumutet, baut nicht auf, sondern ab. Deshalb zum Abschluss des Buches noch einmal die fünf wichtigsten Trainingsregeln:

1. Stellen Sie fest, was Sie erreichen wollen. Geht es Ihnen um einen straffen Bauch oder um einen festen Po? Wollen Sie ein gesundheitsorientiertes Fitnesstraining, bei dem auch Herz- und Kreislauf trainiert werden? Nur wer sich über seine Ziele im Klaren ist, kann das Training auch gezielt und zufriedenstellend absolvieren.
2. Nicht einfach drauflostrainieren. Muskeln wachsen nur, wenn Sie Ihr Training vernünftig dosieren. Wer sich ständig zu viel zumutet, dessen Leistung stagniert nicht nur, er macht sogar Rückschritte. Außerdem wächst die Anfälligkeit für Verletzungen und Krankheiten. Aber auch das Gegenteil ist falsch. Wer sich ständig unterfordert, kommt nicht voran. Muskeln und Kraft können nur wachsen, wenn sie stimuliert werden. Ein idealer Richtwert: Die letzte Wiederholung muss richtig schwer fallen. Das ist ein Zeichen dafür, dass der Muskel ordentlich gefordert ist. Dreimal Training pro Woche reicht aus.
3. Vorsicht vor Übermut. Viele gehen ins Studio, um sich mal wieder richtig auszutoben. Das ist auch völlig okay, nur muss man wissen, wo die Grenzen liegen. Versierte Trainer helfen dabei, diese herauszufinden.
4. Konzentriert und gleichmäßig trainieren. Lassen Sie sich beim Trainieren nicht von Ihrer Umgebung ablenken oder lassen Sie die Gedanken abschweifen, führen Sie die Wiederholungen im gleichmäßigen Rhythmus durch. Als Faustregel gilt: Das Heben eines Gewichtes dauert vier, das Halten zwei und das Absenken vier Sekunden.
5. Richtig atmen. Atmen Sie stets gleichmäßig und kontrolliert. Vermeiden Sie die Pressatmung. Wenn Sie bei großer Belastung ständig die Luft anhalten, können sogar kleine Bläschen in der Lunge platzen.

12. Kapitel

Regenerationsmaßnahmen – schnell wieder fit

Zusätzlich zu einem Kraftaufbautraining bieten sich viele Regenerationsmaßnahmen an. Da die Belastung für das Herz-Kreislauf-System sehr gering ist, empfiehlt sich insbesondere ein aerobes Ausdauertraining. Aerob heißt, dass Sie die Belastung so wählen, dass immer genügend Sauerstoff vorhanden ist. Bei Rückenproblemen ist besonders Schwimmen (Rückenschwimmen) oder Aqua-Jogging geeignet. Sie können aber auch joggen, Rad fahren oder Inline-skaten. Achten Sie darauf, dass der Puls nicht über 150 Schläge pro Minute ansteigt.

Ein guter Richtwert ist, dass Sie immer in der Lage sein müssen, sich während der Belastung noch unterhalten zu können.

TOPFIT DURCH MASSAGE

Bei einem sanften Muskeltraining sind begleitende Massagen eigentlich nicht nötig. Aktive Maßnahmen wie Aufwärm- und Dehnprogramme sind der Massage stets vorzuziehen. Die Massage hat aber trotzdem regenerative Wirkung. Sie steigert die Durchblutung und wirkt beruhigend auf den Organismus. Der örtliche Kapillarquerschnitt vergrößert sich, und der venöse Rückfluss zum Herzen und die Lymphbewegung verbessern sich. Massage aktiviert Neuro- und Gewebshormone. Das ist gut für die Organe. Muskulatur und Bindegewebe lockern sich. Eine Massage wirkt dann am besten, wenn eine Nachruhephase, die mindestens der Dauer der Massage entspricht, eingehalten wird.

Die Massageform liegt in der Hand des Therapeuten. Folgende Techniken werden unterschieden:

Die klassische Massage

Eine seit dem Altertum durchgeführte Massagetechnik mit:

Streichungen (Effleurage)

Streichungen sind vor allem am Anfang einer Massage besonders geeignet. Sie wirken beruhigend und wärmen die betreffenden Hautpartien auf. Ein weiterer Effekt ist, dass das Öl auf dem Körper verteilt wird. Sie können an jedem Körperteil angewendet werden, wobei sich die Handhaltung jedoch ändert. Der Rücken, die Vorder- und Rückseite der Beine werden mit den Handflächen massiert, kleinere, empfindlichere Muskeln nur mit den Fingerspitzen.

Streichungen können auch immer wieder zwischendurch eingesetzt werden. Wichtig dabei ist, gleichmäßig und nicht zu schnell zu streichen. Pendeln Sie sich auf den Atemrhythmus des Massierten ein. Jede Massage sollte auch mit Streichungen enden, da sie besonders entspannend wirken.

Knetungen (Petrisagen)

Bei Knetungen geht es in erster Linie darum, Verspannungen zu lösen. Sie wirken auf die Muskulatur und das Unterhautbindegewebe. Knetungen fördern die Durchblutung der Muskeln und damit den Abtransport von Schlackenstoffen. Auch Bewegungseinschränkungen, die durch verklebtes Bindegewebe entstanden sind – meistens an Hals, Schultern, Gesäß und Beinen –, lösen sich. Die Technik wird mit dem Daumen und den Fingerspitzen durchgeführt. Verspannungen dürfen nicht zu lange massiert werden. Besser man macht kleine Pausen und bearbeitet die betroffene Stelle wiederholt.

Zirkelungen (Friktion)

Hierbei kommt es hauptsächlich auf die durchblutungsfördernde Wirkung an. Um dies zu erreichen, muss die Hand wie eine Harke gehalten werden. Dann streicht der Masseur mit gespreizten und gekrümmten Fingern stark über die Haut. Bei dieser Technik darf man nicht zu viel Öl verwenden, da man sonst leicht abrutscht.

Wichtiger Hinweis: Bei Fieber, Infektionen, Entzündungen und Thrombosen sollte man auf die klassische Massage verzichten.

Neben der Lockerung und Entspannung der Muskulatur ist die Wiederherstellung des Energiegleichgewichts ein weiteres Ziel der Massage. Dazu können einige ätherische Öle mit beitragen. Sie wirken entspannend oder anregend und werden vom Körper, je nach Gesundheitszustand und dem Anteil an Fettgewebe, innerhalb weniger Minuten oder auch mehreren Stunden aufgenommen.

Die ätherischen Öle werden in fünf Duftfamilien unterteilt:

1. Zitrusöle: Orange, Zitrone, Bergamotte
2. Blumenöle: Jasmin, Kamille, Lavendel, Rose
3. Grüne Öle: Basilikum, Eukalyptus, Rosmarin
4. Gewürzöle: Teebaum, Wacholder, schwarzer Pfeffer
5. Holzöle: Pinie, Sandelholz, Zeder, Weihrauch.

Die Öle können auch nach ihrer Wirkungsart unterschieden werden:

1. Entspannend: Jasmin, Lavendel, Sandelholz, Weihrauch
2. Anregend: Basilikum, Eukalyptus, schwarzer Pfeffer, Pinie
3. Erfrischend: Basilikum, Orange, Zitrone, Bergamotte
4. Wärmend: Kamille, schwarzer Pfeffer

Diese Öle können Sie schon fertig gemischt einfach kaufen. Es gibt aber auch die Möglichkeit, sich ein individuelles Massageöl selbst zu komponieren. Dieses hier zu erklären würde den Rahmen sprengen. Sollten Sie Lust bekommen haben, Ihr eigenes Massageöl herzustellen, gibt es am Ende des Kapitels einige Literaturhinweise.

Jetzt noch einige Hinweise für den Gebrauch von ätherischen Ölen:

1. Ätherische Öle auf keinen Fall einnehmen.
2. Nicht unverdünnt auftragen.
3. Bei bekannten Allergien gegen spezielle Parfüms abklären, ob bestimmte Öle eine allergische Reaktion hervorrufen können.
4. Das Öl darf nicht in die Augen gelangen.

Bei Hautkrankheiten den Arzt fragen, infizierte und entzündete Hautstellen, thrombotische und entzündete Venen nicht massieren.

Mit beiden Beinen fest im Leben stehen. Auf eigenen Füßen stehen. Diese Redensarten zeigen, dass Beine und Füße eine bedeutende Rolle in unserem Leben spielen und deshalb auch eine besondere Aufmerksamkeit verdienen.

Aber gerade diese Körperteile werden häufig vernachlässigt. Auf den Füßen befinden sich die Reflexzonen der einzelnen Organe, und jeder Fuß ist mit rund 7500 Nervenenden ausgestattet. Da ist es nicht weiter verwunderlich, dass Fußmassagen besonders wirksam sind. Durch die Massage dieser Reflexzonen wird das Allgemeinbefinden und der Energiefluss im Organismus verbessert. Die Reaktionen auf eine Reflexzonenmassage treten nicht sofort nach der Massage auf. Es kann Stunden oder Tage dauern, bis Sie den Effekt spüren.

Körperliche Reaktionen auf die Reflexzonenmassage:

Tiefer und erholsamer Schlaf: Das menschliche Nervensystem wird von zwei Kräften gesteuert, dem Sympathikus und dem Parasympathikus. Durch die Reflexzonenmassage gelangen sie in ein ausgewogenes Verhältnis. Es lösen sich Anspannungen und es stellt sich ein tiefer Entspannungszustand ein. Manchmal tritt aber genau das Gegenteil ein, der Massierte kann in der anschließenden Nacht kaum schlafen, aber am darauf folgenden Tag ist er trotzdem fit, frisch und leistungsfähig.

Vermehrte Harnausscheidung: Bedingt durch eine gesteigerte Ausscheidungs- und Entgiftungstätigkeit des Organismus kann sich Farbe und Geruch des Harns ändern.

Verstärkte Darmtätigkeit: Hier gilt das Gleiche wie für den Harn.

Gesteigerte Sekretionstätigkeit der Schleimhäute: Nicht nur die Magen- und Darmschleimhäute reagieren auf die Massage, auch die Nasen- und Rachenschleimhäute produzieren mehr Schleim. Ein Gefühl, als hätten Sie einen leichten Schnupfen.

Die oben beschriebenen Reaktionen sind normal und erwünscht, auch wenn sie den Eindruck erwecken, irgendetwas würde nicht stimmen. Machen Sie sich bewusst, dass sich der Organismus über diese Mechanismen reinigt und entgiftet.

Unterwassermassage

Die Unterwassermassage gehört zu den stark belastenden physiotherapeutischen Maßnahmen mit so genannter vagotoner, d.h. anregender Wirkung. Neben der eigentlichen mechanischen Massagewirkung sind der thermische Reiz und die Wirkung des Wannenbades zu beachten. Massagen sind unbedingt zu empfehlen, besonders dann, wenn täglich oder gar mehrfach am Tag trainiert wird. Alle Massagen haben direkte Auswirkung auf die Durchblutung der oberflächlichen und auch tiefen Gewebeschichten. Zusammengefasst sieht das so aus:

- Im Venen- und Lymphbereich kann eine Entstauung erzielt werden.
- Verspannte Muskeln können im Rahmen einer Detonisierung wieder entspannt werden.
- Die Regenerationsleistung wird verbessert.
- Bei eventuell vorhandenen Schmerzsymptomen kann durch Schmerzverdeckung oder Ausschwemmung schmerzauslösender Substanzen und durch Bildung von körpereigenen Opioiden (schmerzunterdrückende Stoffe) eine Linderung herbeigeführt werden.
- Bei Anwendung verschiedener Grifftechniken können funktionelle Störungen innerer Organe positiv beeinflusst werden.
- Die Muskulatur kann detonisiert werden (Herabsetzung des Spannungszustandes).
- Die Massage hat ausgleichende Wirkung auf das vegetative Nervensystem.

SAUNA – DAS BESONDERE ERLEBNIS

Der Saunabesuch ist das perfekte Wohlfühlprogramm. Haben Sie sich erst einmal daran gewöhnt, möchten Sie es nicht mehr missen. Sauna ist Entspannung pur und hat den tollen Nebeneffekt, dass Sie etwas für Ihre Gesundheit tun.

Die Wechselwirkung aus heißer Luft und kaltem Wasser fördert die Durchblutung und bringt Ihr Immunsystem auf Trab. Der Stoffwechsel wird angekurbelt, weil durch das starke Schwitzen vermehrt Giftstoffe abtransportiert werden. Wer regelmäßig in die Sauna geht, wird feststellen, dass sich Infekte und Erkältungen wesentlich seltener einstellen und viel weniger heftig ablaufen. Selbst Menschen mit zu hohem Blutdruck brauchen den Gang in die Sauna nicht zu fürchten. Denn in der Wärmephase sinkt der Blutdruck, weil sich die Gefäße weit stellen. Den Atemwegen kann man kaum etwas Besseres antun. Durch die Hitze steigert sich die Durchblutung um das Siebenfache. In den Bronchien löst sich der Schleim, die Atmung verbessert sich insgesamt. Sauna ist Balsam für die Seele. Gerade im Winter, wenn bei Schmuddelwetter die Laune auf den Nullpunkt sinkt, hilft das Schwitzen in der Sauna, trübe Gedanken zu verscheuchen. Die Ruhe, gedämpftes Licht und die Regelmäßigkeit der Saunagänge beruhigen und lassen Kälte, Dunkelheit und Stress schnell vergessen. Eine Möglichkeit, die Seele baumeln zu lassen. Aber nicht nur für das seelische Befinden ist ein Saunabesuch gut. Die Sauna bewirkt eine Tiefenentspannung, die sogar auf Herz, Darm und Niere wirkt. Die Funktion der Organe wird vom so genannten vegetativen Nervensystem gesteuert. Es besteht aus dem Sympathikus, der den Körper in Erregung versetzt, und dem Parasympathikus, der sie wieder zurücknimmt. Der Wechsel von Wärme und Kälte wirkt jeweils verstärkend auf diese beiden Nerven und sorgt für die richtige Balance zwischen den beiden.

Wer mit der Hoffnung in die Sauna geht, ein paar überflüssige Pfunde loszuwerden, wird bald enttäuscht sein. Die Waage zeigt nach dem Saunen zwar ein paar Pfunde weniger an, doch handelt es sich hierbei ausschließlich um Flüssigkeit, die beim Schwitzen verloren gegangen ist. Die Pfunde sind umgehend wieder da, wenn Sie anschließend etwas trinken.

Damit der Besuch in der Sauna auch wirklich eine Wohltat für Körper und Seele wird, sollten Sie das Einmaleins des Saunens beherrschen. Sind Sie die Hitze nicht gewöhnt, dürfen Sie sich ihr anfänglich auch nicht zu lange aussetzen. Zweimal acht Minuten reichen zu Anfang. Im Laufe der Zeit können Sie es dann auf drei Gänge mit bis zu 15 Minuten Dauer ausdehnen. Wer das erste Mal in die Sauna geht, sollte sich auf die unterste Bank setzen. Dort ist es am wenigsten heiß, weil warme Luft ja bekanntlich nach oben steigt. Nach dem Aufheizen kommt die Abkühlphase. Hier gibt es ein paar wichtige Regeln zu beachten. Nach jedem Saunagang wird kalt geduscht. Wichtig dabei: Der kalte Strahl soll erst am rechten

Bein, dann am rechten Arm, dann am linken Bein und am linken Arm und schließlich am ganzen Oberkörper entlanggeführt werden. Ganz Abgehärtete stürzen sich ins kalte Tauchbecken oder im Winter sogar in eiskalte Seen. Nach dem Abkühlen macht man es sich zwischen den Saunagängen, in Decken gehüllt, im Ruheraum gemütlich.

Saunaregeln

1. Bringen Sie genügend Zeit mit.
2. Vor dem ersten Saunagang gründlich duschen und gut abtrocknen.
3. In der Sauna eine entspannte Haltung einnehmen.
4. An der frischen Luft abkühlen. Dann unter die kalte Dusche oder ins Tauchbecken.
5. Anschließend ein warmes knöchelhohes Fußbad.
6. Zwei, drei Saunagänge sind ausreichend.
7. Während des Aufenthalts in der Sauna nicht trinken.

Fehler in der Sauna

1. Abgehetzt in die Sauna.
2. Hungrig in die Sauna.
3. Noch nass in die Sauna.
4. Warmes Duschen nach der Sauna.
5. Kein Fußbad nach dem Abkühlen.
6. Allzu heftiges Dauerschwitzen.

Wer sollte auf die Sauna verzichten?

Sauna ist ein Vergnügen. Es ist fast ohne Ausnahme für alle Menschen, gleich welchen Alters, geeignet. Allerdings sollten Menschen jenseits der sechzig nicht mehr mit dem Saunieren anfangen. Denn die Gewöhnung an den Wechsel von Wärme und Kälte erfordert eine Elastizität, die im Alter verloren geht. Für Senioren, die an die Sauna gewöhnt sind, gibt es keine Beschränkung. Sie sollten sich jedoch regelmäßig vom Arzt untersuchen lassen. Schwangeren Frauen ist zu empfehlen, während der ersten drei Schwangerschaftsmonate sicherheitshalber auf die Sauna zu verzichten. Leiden Sie gerade an einem Infekt oder einer Erkältung, haben Sie in der Sauna nichts zu suchen. Bei Herz- und Kreislaufkrankheiten, Durchblutungsstörungen und Nierenfunktionsstörungen unbedingt erst mit dem Arzt sprechen.

ENTSPANNUNG – MIT KRAFT IN SICH RUHEN

Die Entspannung ist ein ebenso wichtiger Teil des Trainings wie die aktive Therapie. Hauptziel der verschiedenen Entspannungsverfahren ist die Lockerung verkrampfter und verspannter Muskulatur. Der Zusammenhang zwischen Geist und Körper soll bewusst erfahren werden. Als Regenerationsmaßnahme wirkt es entstressend und gibt das Gefühl der inneren Ruhe und Zufriedenheit. Verbrauchte Kräfte werden wieder aufgefüllt. Steht ein Mensch beispielsweise ständig unter Hochspannung, wie beruflichem und familiärem Stress, wird der Organismus kollabieren oder zusammenbrechen. Die zwei Pole des Lebens, Spannung und Entspannung, müssen in einem regelmäßigen Gleichgewicht stehen. Bevor die Entspannungstechniken vorgestellt werden, möchten wir Ihnen einige Entspannungspositionen erläutern. Die Positionen sollten Sie nicht nur zur Durchführung des Entspannungstrainings einnehmen, sondern auch bei akuten Rückenschmerzen. Verweilen Sie zehn bis fünfzehn Minuten in der Lage, werden die Bandscheiben und Wirbelgelenke entlastet, der Schmerz reduziert.

Entspannungsposition 1:

Diese so genannte Stufenlagerung bringt besonders der Lendenwirbelsäule die bestmögliche Entlastung. Der Oberkörper liegt flach auf einer nicht zu harten Unterlage. Der Nacken wird durch ein gerolltes Handtuch oder ein Nackenkissen gestützt. Die Beine werden angewinkelt (Knie und Hüfte bilden jeweils einen rechten Winkel), die Unterschenkel liegen auf einem Pezziball, Stuhl oder Hocker. Aufgrund der Beugung im Hüftgelenk wird das Becken gekippt, die Lordose (Hohlkreuz) entlastet.

Entspannungsposition 2:

Die zweite Entspannungsposition ist der «Droschkenkutschersitz». Es handelt sich dabei um eine Sitzposition am Boden. Die Beine sind angewinkelt aufgestellt, die Arme liegen auf den Knien und der Kopf hängt locker, das bedeutet, das Kinn zieht zur Brust.

Entspannungsmaßnahme: Reise durch den Körper / Phantasiereise

Eine Entspannungsmöglichkeit ist bekannt unter dem Namen «eine Reise durch den Körper» oder in ähnlicher Form «die Phantasiereise». Ziel dieser passiven Entspannung ist es, die ganze Aufmerksamkeit auf das Körperinnere zu richten. Dabei wird versucht, das Gewicht, den Umfang und Spannungszustand von Körperpartien, Haut, Muskulatur und Knochen wahrzunehmen. Aus einer der oben genannten Entspannungspositionen beschreibt eine zweite Person (von Kassette oder CD) die Reise durch den Körper. Dies könnte sich zum Beispiel folgendermaßen anhören: Sie liegen ganz locker auf unserer Unterlage, atmen ruhig und gleichmäßig. Sie spüren, wo der Hinterkopf Kontakt mit dem Boden hat. Sie wandern mit Ihren Gedanken entlang der Wirbelsäule und nehmen wahr, dass die Halswirbelsäule gestützt wird. Die Schultern liegen auf der Unterlage und Sie fühlen, wie schwer die Schultern auf dem Boden liegen. Mit Ihren Gedanken gehen Sie nun in den rechten Arm, hinunter bis in die Finger. Fühlen, ob die Finger gestreckt oder locker gebeugt nur mit den Fingerkuppen am Boden liegen. Sie verfolgen den Weg zurück zu den Schultern in den linken Arm. Überprüfen Sie ohne Lageveränderung, ob der rechte Arm genauso weit entfernt vom Körper liegt wie der linke Arm usw.

Die richtigen Voraussetzungen

Wichtig bei der Durchführung der Entspannung ist eine angenehme Atmosphäre, das bedeutet ein gut temperierter Raum (20–24 Grad Celsius) und nicht zu grelles Licht. Die Stimme des Sprechers (Partner oder Kassette) sollte nicht zu laut sein, und zwischen den «Gedankenwanderungen» sollten kurze Pausen eingehalten werden. Fehlerhaft ist es, wenn die Stimme verstellt wird, um besonders ruhig zu wirken, oder das Tempo zu schnell gewählt ist. Die Reise durch den Körper kann von wenigstens fünf Minuten beliebig lang andauern. Bei der Phantasiereise gelten die gleichen Bedingungen. Der Sprecher erzählt nach kurzer Einstimmungsphase zum Beispiel, wie man über eine Blumenwiese geht oder am einsamen Strand entlang spaziert. Es werden beruhigende und angenehme Situationen ausgewählt, sodass der Organismus in eine entspannte und wohltuende Stimmung versetzt wird.

Entspannungsmaßnahme: Progressive Muskelentspannung

Sich fallen lassen, seinen Körper von oben bis unten spüren, Verspannungen lösen, sich selbst etwas Ruhe gönnen. Das ist das Wesen der progressiven Muskelentspannungstechnik nach Jacobsen.

Suchen Sie sich einen Raum, der besonders ruhig ist und in dem Sie sich wohl fühlen. Sie können die Übungen im Sitzen, im Liegen oder in der so genannten Stufenlagerung durchführen. Dabei liegen Sie mit dem Rücken auf dem Boden, und die angewinkelten Beine werden auf einem Stuhl oder Hocker abgelegt, um den Rücken zu entlasten. Am besten ziehen Sie sich bequeme Sportkleidung an und die Schuhe aus.

Und so geht's:

Wenn alle Vorbereitungen getroffen sind, können Sie mit dem Übungsprogramm beginnen. Sie müssen die unterschiedlichen und im Folgenden beschriebenen Muskelgruppen in einer bestimmten Reihenfolge für etwa fünf bis sieben Sekunden anspannen und anschließend für etwa 20 bis 30 Sekunden entspannen, bevor Sie wieder in die Anspannungsphase übergehen. Jede Muskelgruppe sollte zweimal hintereinander an- und entspannt werden. Das Programm ist so aufgebaut, dass Sie sämtliche Muskeln des Körpers – vom Kopf bis zu den Füßen – bearbeiten, wobei sich die folgende Reihenfolge bewährt hat:

1. rechte Hand und rechter Unterarm (Linkshänder beginnen mit links)
2. rechter Oberarm
3. linke Hand und Unterarm
4. linker Oberarm

5. obere Stirnpartie
6. Augen, Nase und Wangen
7. Mund, Zunge und Hals
8. Schulter-Nacken-Bereich
9. Schultergürtel und Brustmuskeln
10. Bauchmuskeln
11. rechter Oberschenkel
12. rechte Wade
13. rechter Fuß und Zehen
14. linker Oberschenkel
15. linke Wade
16. linker Fuß und Zehen.

Damit Sie wissen, wie Sie die Anspannungsphase am besten ausführen können, erklären wir Ihnen im Folgenden noch einmal die Bewegungsanweisungen der Anspannungsphase:

1. Ballen Sie die rechte Hand zur Faust und drücken Sie diese fest zusammen. Spannen Sie gleichzeitig die Muskeln des Unterarms an.
2. Spannen Sie den Oberarm an, indem Sie den angewinkelten Arm gegen den Brustkorb drücken. Achten Sie darauf, nur den Oberarm und nicht auch gleichzeitig den Unterarm anzuspannen.
3. Ballen Sie die linke Hand zur Faust und drücken Sie diese fest zusammen. Spannen Sie gleichzeitig die Unterarmmuskeln an.
4. Spannen Sie den linken Oberarm an und drücken Sie den Arm gegen den Brustkorb.
5. Spannen Sie die obere Stirnpartie an, indem Sie die Augenbrauen nach oben ziehen.
6. Mit Augen, Nase und Wangen erzeugen Sie eine Anspannung, wenn Sie die Augen fest zukneifen und die Nase rümpfen.
7. Mund, Zunge und Hals spannen Sie an, indem Sie die Zähne fest zusammenbeißen und die Mundwinkel nach unten ziehen. Stellen Sie sich vor, Sie hätten in eine Zitrone gebissen.
8. Um einen Spannungszustand im Schulter-Nacken-Bereich zu erreichen, formen Sie ein Doppelkinn und ziehen dieses zur Brust.
9. Drücken Sie die Schulter nach hinten unten, sodass sich die Schulterblätter annähern, um Schultergürtel und Brustmuskeln anzuspannen.

10. Zur Anspannung der Bauchmuskulatur spannen Sie diese an. Drücken Sie dabei aktiv die Lendenwirbelsäule auf die Unterlage.
11. Bei der Anspannung des rechten Oberschenkels müssen Sie Ihr Bein nur aktiv strecken. Wenn Sie liegen, können Sie das Bein auch ein wenig vom Boden abheben.
12. Den rechten Unterschenkel spannen Sie an, indem Sie die Fußspitzen in Richtung Nasenspitze ziehen und die Wade fest werden lassen.
13. Den Fuß leicht abheben, strecken und etwas nach innen geneigt in Richtung Boden drücken, um die Fußmuskulatur unter Spannung zu setzen.
14. Strecken Sie Ihren linken Oberschenkel, eventuell etwas vom Boden abheben.
15. Ziehen Sie die linke Fußspitze zum Körper und spannen die Muskeln des Unterschenkels an.
16. Den linken Fuß leicht anheben, Fußgelenk strecken, den etwas nach innen geneigten Fuß unter Spannung setzen.

Die progressive Muskelrelaxation ist für alle Menschen, unabhängig vom Alter, geeignet. Verzichten sollten Sie jedoch, wenn Sie unter Hexenschuss, akutem Rheuma, Herzschwäche, Bluthochdruck oder Muskelentzündungen leiden. Sollten Sie Zweifel haben, dann fragen Sie am besten Ihren Arzt, ob in Ihrem Fall etwas gegen diese Entspannungsmethode spricht.

Nebenwirkungen

Nachfolgend sind einige Nebenerscheinungen aufgeführt, die bei Eintreffen jedoch nicht negativ aufgenommen werden sollten. Kurze Erläuterungen helfen Ihnen, die Veränderungen zu verstehen.

Während der Übungseinheiten können Wärme- und Kältegefühle auftreten, die völlig normal sind und für Sie den Hinweis darstellen, dass das Übungsziel erreicht wurde. Das Gleiche gilt für Kribbeln, oder wenn Sie das Gefühl haben zu schweben. Im Laufe der Zeit gewöhnen Sie sich an diese Gefühlsänderungen und werden lernen, sie als einen angenehmen Zustand zu empfinden.

Ein Rumoren im Bauch ist ein positives Zeichen, da Verdauungsvorgänge immer in einem Zustand der Ruhe und Entspannung stattfinden. Besonders Anfänger neigen in den ersten Übungseinheiten zu Muskelkrämpfen. Sollten diese auftreten, ist die Intensität der Anspannungsphase zu reduzieren.

Wenn Sie unter starker Nervosität leiden, sind die ersten Anspannungs- und Entspannungsphasen vorsichtig anzugehen. Meistens verliert sich der nervöse Zustand im Verlauf einer Übungseinheit. Eventuell auftretender Muskelkater ist ein Zeichen, dass Sie die Anspannungsphase sehr intensiv durchgeführt haben. Nach spätestens zwei Tagen ist der Muskelkater wieder verklungen. Einige Menschen werden durch die eintretende Ruhe sehr müde. Wer das Problem hat, während einer Übungseinheit einzuschlafen, sollte die Übungen mit halb offenen oder offenen Augen durchführen.

Entspannung mit Musik

Ganz entspannt liegen Sie da. Sie konzentrieren sich auf die wunderschönen Melodien, die leise auf Sie einrieseln. Langsam entspannt sich Ihr Körper. Ein wohliges Gefühl durchströmt Sie. Sie fühlen sich rundum wohl. Entspannung mit Musik, das ist sicherlich die unkomplizierteste Möglichkeit, Ruhe und Ausgeglichenheit zu erlangen. Der menschliche Organismus stellt sich auf die Frequenzen der Musik ein und das kann die Psyche beeinflussen. Musik löst in Ihrem Gehirn Schwingungen aus, die je nach Art der Töne und Klänge sowohl positive als auch negative Emotionen auslösen können. Unsere Atmung stellt sich auf den Rhythmus der Musik ein. Darum kann durch spezielle Entspannungsmusik auch ein Gefühl der Ruhe und Kraft erzeugt werden. Anders ist das bei der unter Jugendlichen so beliebten Technomusik. Der hämmernde Takt von bis zu 180 Schlägen pro Minute kann Stress erzeugen. Damit Musik eine entspannende Wirkung hat, muss sie einige Kriterien erfüllen:

- niedrige Lautstärke,
- keine Tempoänderungen,
- möglichst keine bekannten Melodien,
- keine Musik aus anderen Kulturkreisen,
- keine harten, scharfen oder rhythmusbetonten Klänge.

Das richtige Atmen

Von der ersten bis zur letzten Minute unseres Lebens ist sie unsere ständige Begleiterin: die Atmung. Ohne sie wäre kein menschliches Leben denkbar. Trotzdem schenken wir ihr so wenig Aufmerksamkeit. Um die wichtige Bedeutung der Atmung zu verstehen, müssen wir erst einmal wissen, was sie bewirkt. Die Atmung setzt sich aus zwei Phasen, dem Ein- und Ausatmen, zusammen. Beim Einatmen nehmen wir über Nase und Luftröhre Sauerstoff in die Lunge auf, und von dort wird das Blut in alle Körperzellen transportiert. Die mit der Nahrung aufgenommenen Nährstoffe werden verbrannt und in Energie umgewandelt. Durch diesen Prozess fallen gasförmige Schlackestoffe an, die als Kohlendioxyd bei der Ausatmung abtransportiert werden. Dieser ganze Vorgang nennt sich bezeichnenderweise Stoffwechsel und ermöglicht erst unser eigentliches Leben. Durch ihn sind Wachstum, Leistung und Erneuerung möglich. Der Atemprozess läuft mehr oder weniger unwillkürlich ab, wir holen schon irgendwie Luft. Aber die meisten Menschen atmen nicht tief und gleichmäßig, wie es richtig wäre, sondern flach und viel zu schnell. Nur bei tiefer Atmung aber kann sich die Lunge komplett füllen und so dem Körper den notwendigen Sauerstoff zuführen. Sind wir gestresst, atmen wir automatisch schneller und flacher. Dem Gehirn steht weniger Sauerstoff zur Verfügung, die Blutgefäße verengen sich. Kalte Hände und Füße, Kopfschmerzen und Benommenheit sind die Folge. Also, in Stresssituationen erst einmal tief und ruhig durchatmen. Panik und Angst verschwinden und wir beruhigen uns wieder.

Wenn Sie sicher sein wollen, dass sich Ihre Lunge mit jedem Atemzug komplett füllt, achten Sie auf Ihre Körperhaltung. Das Motto ist: Kopf hoch, Brust raus und Bauch rein. Wenn Ihre Schultern nur leicht nach vorne gebeugt sind, verringert sich bereits das Lungenvolumen. Atmen Sie bewusst tief in den Bauch.

Öffnen Sie das Fenster und sorgen Sie für frische Luft. Ermüdungserscheinungen sind wie weggeblasen, Körper und Geist wieder fit. Das sicherste Zeichen, dass der Körper Verlangen nach Sauerstoff und frischer Luft hat, ist das Gähnen. Also, seien Sie kein Gähnmuffel und verstecken es hinter vorgehaltener Hand. Geben Sie dem spontanen Wunsch zu gähnen nach und genießen Sie es einfach. Es ist die natürlichste Art der intensiven Tiefenatmung.

Setzen Sie sich in den so genannten Kutschersitz auf einen Stuhl. Dabei stellen Sie die Beine etwa schulterbreit hin und stützen sich mit den Ellenbogen auf den Oberschenkeln ab. Lassen Sie den Kopf locker nach unten baumeln. Ruhig und tief atmen, sodass Sie das Gefühl haben, als würde sich der Atem überall im Körper frei bewegen.

Stellen Sie sich das Meer vor. Das immerwährende Kommen und Gehen, das Auf und Ab der Wellen. Klinken Sie sich in den Rhythmus ein. Mit jeder kommenden Welle einatmen und ausatmen, wenn die Welle geht. Das wirkt wunderbar entspannend. Singen, pfeifen oder lachen Sie, wann immer sich die Gelegenheit bietet.

Versuchen Sie, den Atemrhythmus Ihren Bewegungen anzupassen, und steigern Sie die Ausdauer. Üben Sie beim Gehen, Wandern, Treppensteigen usw.

Das falsche Atmen

Gerade beim Krafttraining sollten Sie auf die richtige Atmung achten. Das Drücken, Stemmen oder Ziehen eines Gewichtes verleitet sehr schnell zur so genannten Pressatmung. Sie halten die Luft an und pressen gegen muskulären Widerstand die Luft nur langsam heraus. Durch die Pressatmung kommt es zu einem Druckanstieg im Brustbereich, die Lungengefäße verengen sich. Dadurch wird das Blut von der Halsvene bis in den Kopfbereich gestaut. Eine Versorgung des Gehirns mit sauerstoffreichem Blut ist erschwert. Achten Sie also auch beim sanften Muskeltraining auf eine gleichmäßige und ruhige Atmung. Ein weiterer Fehler beim Atmen ist die so genannte Hochatmung. Dabei wird überwiegend im Brustraum geatmet und das wichtige Zwerchfell vernachlässigt. Bei ständiger Hochatmung werden die Atemhilfsmuskeln, die von der Halswirbelsäule bis zu den oberen Rippen verlaufen, permanent überlastet. Die Folgen der Überlastung sind Verspannungen, die bis zu Migräne oder Schädigung der Bandscheiben führen können.

So geht's richtig

Wir atmen bewusst oder unbewusst mal durch den Mund, mal durch die Nase. Die meisten eher und fast ausschließlich durch den Mund. Die Nasenatmung hat allerdings eindeutige Vorteile. Die wichtigsten sind:

- Durch die Nasenatmung wird die Luft besser gereinigt. Der Nasen-Rachen-Raum ist mit Millionen von zarten Flimmerhärchen ausgekleidet. Sie haben die Aufgabe, Schmutz und Staubpartikel in der vorbeiströmenden Luft aufzuhalten.
- Die Nasenatmung wärmt die Atemluft vor. Im Nasen-Rachen-Raum sitzen Schleimdrüsen, die wie eine Heizung wirken. Sie erwärmen die Luft in Sekundenschnelle fast bis auf Körpertemperatur, selbst bei einer Außentemperatur von minus 10 Grad.
- Die Luft wird bis auf eine Luftfeuchtigkeit von fast 100 Prozent angefeuchtet und erreicht so optimal aufbereitet die Lunge.

Normalerweise beträgt das Verhältnis von Einatmung zu Ausatmung 1: 1. Das ideale zeitliche Verhältnis von Einatmung zu Ausatmung beträgt allerdings 1: 4. Eine etwas verstärkt betonte Ausatmung bedingt nicht nur eine tiefere Einatmung, sondern die zuletzt bei einem Atemzug abgegebene Luft war auch am längsten in der Lunge und demnach reich an Kohlendioxyd. Beim Krafttraining empfiehlt es sich, in der Anspannungsphase (wenn Sie ein Gewicht heben oder ziehen oder beim Bauchmuskeltraining den Oberkörper anheben) auszuatmen und in der Entspannungsphase einzuatmen. Sobald Sie beim Atmen pressen müssen, ist das Gewicht oder die Anstrengung zu hoch und Sie sollten die Übung beenden.

Folgende Übungen können Ihnen helfen, bewusster und vor allem gesünder zu atmen. Sie können Ihre Leistungsfähigkeit deutlich verbessern und das nicht nur im Krafttraining.

1. Bauchatmung

Begeben Sie sich in die Rückenlage und legen Sie die Handflächen auf den Bauch. Beim Atmen sollten Sie nun bewusst darauf achten, dass Ihr Atem in den Bauchraum fließt. Atmen Sie ruhig durch die Nase ein und durch den Mund wieder aus.

2. Brustatmung

Legen Sie die Hände auf den Brustkorb. Verlagern Sie die Richtung Ihrer Atmung nun in den Brustbereich.

3. Rückenatmung

Legen Sie eine Hand unter den Rücken. Konzentrieren Sie sich wieder bewusst auf die Atmung. Versuchen Sie, die eingeatmete Luft in den Rücken zu «atmen».

4. Dehnatmung

Auf dem Rücken liegend, führen Sie die Beine und den Oberkörper nach rechts. Das Becken bleibt liegen (Flitzebogenhaltung). Atmen Sie ruhig und gleichmäßig weiter. Die Dehnungsspannung vergeht nach einigen bewussten Atemzügen. Drehen Sie sich nach zwei bis drei Minuten auf die andere Seite.

5. Dehnatmung mit verschränkten Armen

Begeben Sie sich wieder in die gleiche Ausgangslage wie bei der Dehnatmung. Diesmal verschränken Sie allerdings die Arme hinter dem Kopf. Atmen Sie gleichmäßig weiter und spüren Sie die veränderte Dehnungsspannung. Nach einigen Minuten wechseln Sie wieder die Seite.

6. Dehnatmung mit angewinkelten Beinen

Sie liegen auf dem Rücken, winkeln die Beine an und lassen sie zur rechten Seite abkippen. Die Arme verschränken Sie hinter dem Kopf. Auch in dieser Position sollten Sie ruhig und gleichmäßig weiteratmen und die Dehnungsspannung erspüren. Nach zwei Minuten lassen Sie die Beine zur anderen Seite fallen.

DIE AUTOREN

Andrea Koch, Jahrgang 1967, ist Absolventin der Deutschen Sporthochschule in Köln und leitet heute als Diplomsportlehrerin die Therapieabteilung der Asklepios-Burgsee-Kliniken in Bad Salzungen. Sie besitzt die Zusatzqualifikation als Rückenschullehrerin, hat bereits zahlreiche Bücher veröffentlicht und ist als freie Journalistin tätig.

Thorsten Dargatz, Jahrgang 1964, ist Absolvent der Deutschen Sporthochschule in Köln und arbeitet heute als Medizinredakteur bei der *Bild am Sonntag* in Hamburg. Er war zuvor in der klinischen und ambulanten Rehabilitation und als Konditionstrainer eines Fußball-Bundesliga-Vereins tätig.

Freizeitsport

Badminton
von Hans Werner Niesner, Jürgen H. Ranzmayer
(sport 17042)

Das Basketball-Handbuch
Hg. von Günter Hagedorn, Dieter Niedlich und Gerhard J. Schmidt
(sport 19427)

Bodybuilding *Die besten Übungen*
von Berend Breitenstein
(sport 19483)

Einradfahren
von Sebastian Höher
(sport 18654)

Golf-Handbuch *Vom Anfänger zum Könner*
von Alex Hay
(sport 18616)

Handball
von Hans-Dieter Trosse
(sport 17004)

In-Line-Skating Rollerblading
von Joel Rappelfeld
(sport 19433)

Jonglieren
von Adrian Voßkühler
(sport 19434)

Krafttraining mit dem Thera-Band *Die besten Übungen*
von Hans-Dieter Kempf und Andreas Strack
(sport 19484)

Tanzen *Die wichtigsten Schritte für Anfänger und Wiedereinsteiger*
von Kurt Braunmüller
(sport 19451)

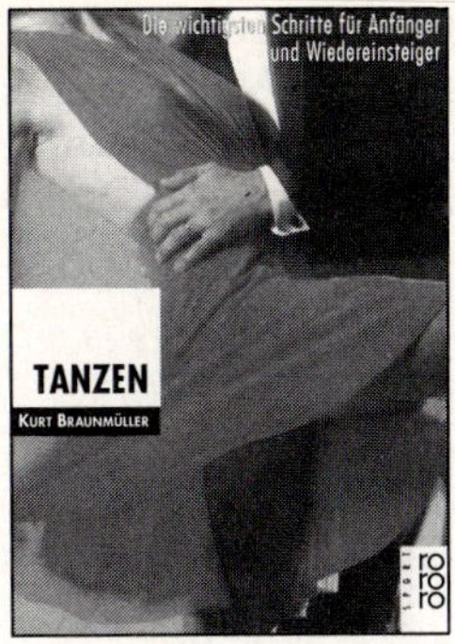

Tennis-Funktionsgymnastik *Tischtennis, Badminton, Squash*
von K.-Peter Knebel, Bernd Herbeck, Susanne Schaffner
(sport 18621)

Volleyball
von Günter Blume
(sport 17011)

Volleyball-Handbuch *Theorie, Methoden, Praxis; Offizielles Lehrbuch des Deutschen Volleyballverbands*
Hg. von Erich Christmann, Klaus Fago und dem DVV
(sport 17640)

Weitere Informationen in der **Rowohlt Revue**, kostenlos im Buchhandel, und im **Internet: www.rororo.de**

rororo sport

3418/8

Wassersport

Anfängerschwimmen *Training, Technik, Taktik*
von Kurt Wilke
(sport 17032)

Schwimmen *Training, Technik, Taktik*
von Werner Freitag
(sport 17003)

Wassergymnastik *Fit durch Hydropower*
von Karen Beigel und Andreas Brinckmann
(sport 18639)
Dieses Buch stellt ein umfassendes und vielfältiges Angebot vor und bietet für jeden etwas: sanfte Beweglichkeitsübungen, Powergymnastik als Fitnesstraining, schwimmerische Ausdauergymnastik, Spaß und Geselligkeit bei vielseitiger Belastung u.v.m.

Aqua-Training *Übungen und Programme*
von Margot Zeitvogel
(sport 18698)

Tauchen *Das Know-how für den Unterwassersport*
von Erhard Schulz
(sport 19418)

Ausdauertrainer Triathlon *Training mit System*
von Kuno Hottenrott und Martin Zülch
(sport 19466)

Ironman *Vom Anfang bis zum Finish*
von Ole Petersen
(sport 19471)

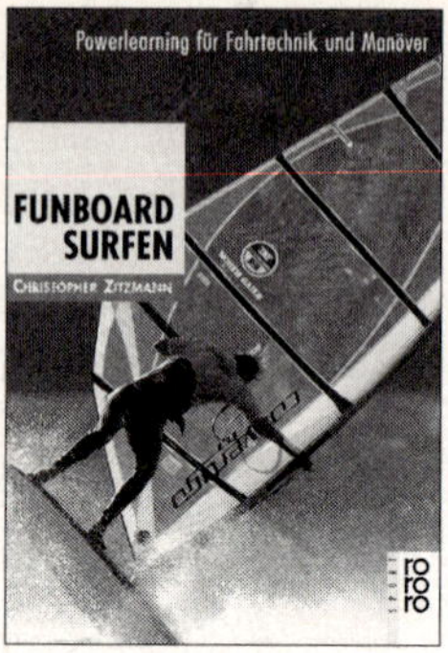

Funboard Surfen *Powerlearning für Fahrtechnik und Manöver*
von Christopher Zitzmann
(sport 19480)
Das Buch beschreibt, wie Surfer, die das Einstiegsniveau hinter sich gebracht haben, mit dem Funboard schnell und effektiv die richtigen Fahrtechniken und Mannöver beherrschen lernen.

Beachvolleyball
von Jörg Schlockermann und Frank Mackerodt
(sport 19485)

Weitere Informationen in der **Rowohlt Revue**, kostenlos im Buchhandel, und im **Internet: www.rororo.de**

rororo sport

3424/8